W0263089

Klinische Röntgendiagnostik des Dickdarms

und ihre physiologischen Grundlagen

Von

Privatdozent **Dr. Gottwald Schwarz**

Assistent und Leiter des Röntgeninstituts der k. k. I. mediz.
Universitätsklinik in Wien

Mit 108 Abbildungen

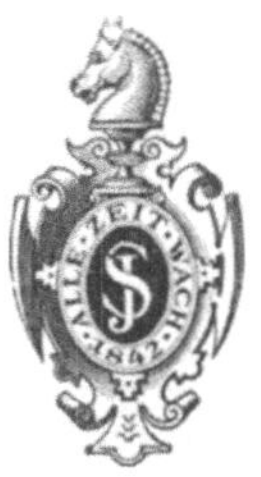

Berlin

Verlag von Julius Springer

1914

ISBN-13:978-3-642-90386-1   e-ISBN-13:978-3-642-92243-5
DOI: 10.1007/978-3-642-92243-5

Vorwort.

Es ist das Bestreben der röntgenologischen Methode überall die optische Anschauung an Stelle bloßer Vorstellungen zu setzen. Dabei erregt sie manchmal den Widerspruch jener, denen eben diese Vorstellungen in Fleisch und Blut übergegangen sind. Deren Skepsis wird leicht zur Voreingenommenheit. „Zerrbilder", die durch eine täuschende „Wismutbrille" gesehen seien, nannte einst unter allgemeinem Beifall ein hervorragender Kliniker die Ergebnisse der Röntgenuntersuchung des Magens und „Kritiklosigkeit" war einer der gewöhnlichsten Vorwürfe, mit denen die Röntgenologen bedacht wurden.

Die Zahl der unüberzeugbaren Zweifler und Ablehner hat ja im Laufe der letzten Zeit gewiss abgenommen. Gleichwohl ist zu befürchten, daß sich die Erscheinungen, die seinerzeit der Entwicklung der Magenradiologie so hinderlich waren, nun beim Dickdarm wiederholen könnten.

Darum möchte ich ausdrücklich hervorheben, daß das vorliegende Buch durchwegs auf klinisch, operativ oder autoptisch genau kontrollierten Beobachtungen basiert, daß erst nach langjähriger gründlich gesammelter Erfahrung an die Niederschrift des Textes geschritten, daß alles Hypothetische und noch Unklare nach Möglichkeit zurückgedrängt wurde. Auch das Physiologische ist eingehend bearbeitet worden.

Für die munifizente Aufnahme des umfassenden Bildermaterials sage ich dem Herrn Verleger an dieser Stelle meinen verbindlichsten Dank. Ebenso danke ich Herrn Dr. Case (Michigan) und Herrn Priv.-Doz. Dr. Stierlin für die Überlassung mehrerer wertvoller Röntgenogramme.

Wien, im Januar 1914.

Der Verfasser.

Inhaltsverzeichnis.

I. Natürlicher Gasgehalt des Kolons.

Durchleuchtet man ohne besondere Vorbereitung das Abdomen eines Individuums, so kann man vom Dickdarm, soweit dieser leer (kontrahiert) oder mit Stuhl gefüllt ist, nichts erkennen. Seine Wandung, ebenso wie sein flüssiger, breiiger oder fester Inhalt, besitzt annähernd dasselbe spezifische Gewicht, wie die umgebenden Weichteilmassen der Bauchhöhle (Leber, Gallenblase, Dünndarm, Mesenterium etc.), und da somit eine nennenswerte Dichtigkeitsdifferenz nicht besteht, fällt ja, nach dem wohlbekannten Prinzip, die Möglichkeit einer Abbildung mittelst der Röntgenstrahlen von vornherein weg.

Anders verhalten sich aber jene Partien des Dickdarms, die gasförmigen Inhalt beherbergen. Selbst dem ungeübten Beobachter springen bei der Betrachtung des Schirmbildes der Abdominalregion gewisse hellschimmernde Flecken in die Augen, die das diffuse Grau des Feldes durchbrechen und die der Natur der Sache nach nur auf ein Medium von sehr geringer Dichte, von sehr großer Durchlässigkeit gegenüber den Röntgenstrahlen, eben auf Gas zu beziehen sind. Abgesehen von der Pars cardiaca des Magens kommt aber Gas in größerer Menge nur im Kolon vor. Der Dünndarm enthält unter normalen [1]) Verhältnissen keine auf dem Röntgenschirm erkennbaren Quantitäten davon. Dies ist begreiflich, wenn man bedenkt, daß eine Gelegenheit zu größeren lokalen Gasansammlungen, bei dem nur kurzen Aufenthalt des Chymus an ein und derselben Stelle, bei dem engen Lumen und der lebhaften Peristaltik, im Dünndarm mangelt.

Was also an hellen Zonen nicht dem Magenfundus angehört, ist als gashältiges Kolon anzusprechen. Die Fundusgasblase wird leicht erkannt an ihrem Sitze in der Kuppe des linken Zwerchfells, unterhalb des Schattens der linken Herzkammer. Man kann sie des genaueren auch noch dadurch agnoszieren, daß man kontrasthältige Flüssigkeit während der Durchleuchtung zu trinken gibt. Diese Flüssigkeit rinnt zur Fundusgasblase und bildet unterhalb derselben einen intensiven Schatten. Es kann demgemäß nicht schwer fallen, die Fundusgasblase

---

[1]) Unter pathologischen Verhältnissen, bei Dünndarmstauung ist dies anders. Siehe Schwarz, Wien. klin. Wochenschr. 1911, 40 und Stierlin, Med. Klin. 1913, Nr. 25.

als solche zu identifizieren und sie von geblähten Dickdarmteilen zu differenzieren.

Was das Kolon anlangt, so ist naturgemäß dessen Gasgehalt individuell, und auch bei einem und demselben Individuum zeitlich sehr verschieden. Bisweilen sucht man vergeblich nach irgendwelchen Kolonhelligkeiten. Bisweilen wiederum findet man zahlreiche, lebhaft leuchtende Dickdarmblähungen von so großem Umfang, daß, wie noch später besprochen werden wird, beträchtliche Dislokationen und Deformationen der Nachbarorgane die Folge sind.

Gashelligkeiten können bei der Durchleuchtung in sämtlichen Partien des Kolons angetroffen werden. Doch ist nicht zu verkennen,

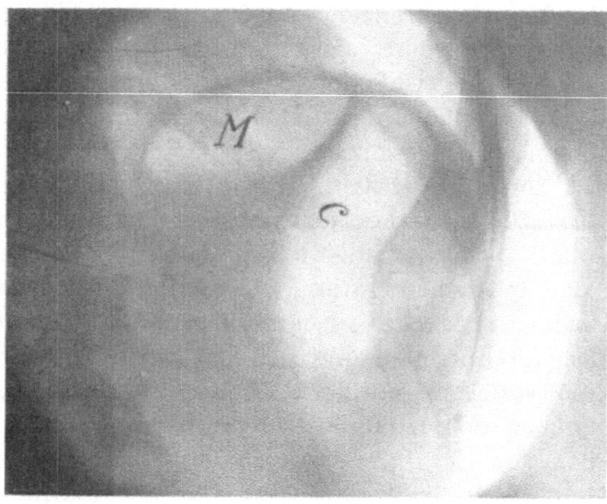

Abb. 1. Blähungsverhältnisse im Traubeschen Raume. M = Gashaltige Pars cardiaca des Magens. C = Gashältige Flexura lienalis coli n. Kolon desc.

daß, wie schon Rieder hervorgehoben hat, die Flexura hepatica und noch mehr die Flexura lienalis (als die höchsten Orte des Dickdarmrohrs bei aufrechter Körperhaltung) — Prädilektionsstellen für größere Gasansammlungen bilden. Oft sieht man gasgeblähtes Kolon über die Milz hinauf bis zum Zwerchfell sich erstrecken und an dem Tympanismus des Traubeschen Raumes kausalen Anteil nehmen. Die lufthaltige Pars cardiaca des Magens wird dann außen von der geblähten Flexura lienalis flankiert. Die gasführenden Säcke lagern sich mit ihren Wandungen aneinander, die als dunkle Septa auf dem lichten Grunde erscheinen (Abb. 1). Ist nur der absteigende Schenkel der linken Flexur gebläht, dann setzt sich das Septum zwischen Magenfundushelligkeit und Kolonhelligkeit aus einer Magenwand, dem Schatten des Querkolons und einer Descendenswandung zusammen. Beteiligt sich auch der Querkolonschenkel der Flexur an der Gasretention, dann sieht man gar drei durch lineare Streifen getrennte Helligkeiten.

Kleinere, meist ovale und kreisrunde Gasansammlungen findet man ferner in der Flexura sigmoidea am Genu recto-romanum und in der Ampulle. Da sie auf photographischen Aufnahmen (Negativen) als dunkle Zonen im Schatten des Kreuzbeins oder der Darmbeinschaufel erscheinen, werden sie von Anfängern nicht selten für metastatische Herde im Knochen gehalten. Ihre Inkonstanz schützt in einem wirklichen Zweifelsfalle allerdings leicht vor Verwechslung[1]). Größere Gasmassen länger zu beherbergen, ist der vom Nervus pelvicus versorgte Enddarm nicht fähig. Schon auf relativ geringe Gasspannungen reagiert er mit peristaltischen Bewegungen, durch welche die Gase entweder nach außen oder bei Anusverschluß retrograd nach oben getrieben werden.

II. Künstliche Aufblähung des Dickdarms.

Die Insufflation des Kolons wird in der klinischen Diagnostik seit v. Ziemssen (Deutsch. Arch. f. klin. Med. 33, S. 225, 1883) geübt. Während Ziemssen die Blähung des Dickdarms durch Eingießung einer kohlensäureentwickelnden Mischung ins Rektum bewerkstelligte, modifizierte und vereinfachte Runeberg (Deutsch. Arch. f. klin. Med. 35, S. 450) das Verfahren dadurch, daß er ein Gummigebläse hierzu verwendete. Die Aufblähung des Kolons mit Luft und die nachherige Perkussion desselben gehört zu den am Krankenbette sehr häufig ausgeführten Prozeduren, wenn auch ihr diagnostischer Wert als ein recht beschränkter angesehen werden muß. Die Angabe v. Ziemssens, daß die Insufflation die Erkennung von Strikturen des Dickdarms ermögliche, gilt nicht mehr. — Dagegen wird das Verfahren mit Erfolg zur Entscheidung der Frage angewandt, ob ein betreffs seiner Organzugehörigkeit strittiger Tumor vor oder hinter dem Kolon gelegen ist.

Wie durch Perkussion ein akustisches Bild, ebenso kann durch die Röntgenoskopie ein optisches Bild des künstlich luftgeblähten Kolons zu diagnostischen Zwecken entworfen werden. Man befestigt an einem gewöhnlichen Ballongebläse ein Darmrohr, das sich der Patient selbst in den After einführen und darin halten kann. Während der Durchleuchtung pumpt man etwas Luft ein. Schon nach wenigen Kompressionen des Ballons sieht man entlang des Sigmoideums, Deszendens und Querkolons einen hellen Zug auftreten, der sich alsbald auch bis ins Cökum fortsetzt. Dieser helle Zug zeigt entsprechend der Haustra lineare Unterbrechungen, wie sie ja typisch für das gashältige Kolon sind (Abb. 2).

---

[1]) 2 Aufnahmen an verschiedenen Tagen zeigen wechselnden Befund.

R. Kraus hat in den Beiträgen zur klin. Chirurgie 1912, S. 574, Bd. 77 eine Arbeit veröffentlicht, die aus der Blähung des Kolons mit Sauerstoff eine eigene Methode der Dickdarmuntersuchung machen will. Kraus rühmt dem Sauerstoff besondere Eignung zur Aufhellung nach, gegenüber Cole und Einhorn, die (Wien. klin. therapeut. Wochenschr. 1911, Nr. 5) die einfache Luftaufblasung anempfehlen. Was Kraus sagt, ist gänzlich unlogisch. Sauerstoff hat ein höheres spezifisches Gewicht als Luft, könnte also höchstens weniger hell als Luft erscheinen, wenn so geringe Dichtigkeitsdifferenzen überhaupt in Betracht kämen. Einen Anlaß, die röntgenoskopische Kolonblähung mittelst Sauerstoffs zu vollführen, was komplizierte Apparate notwendig

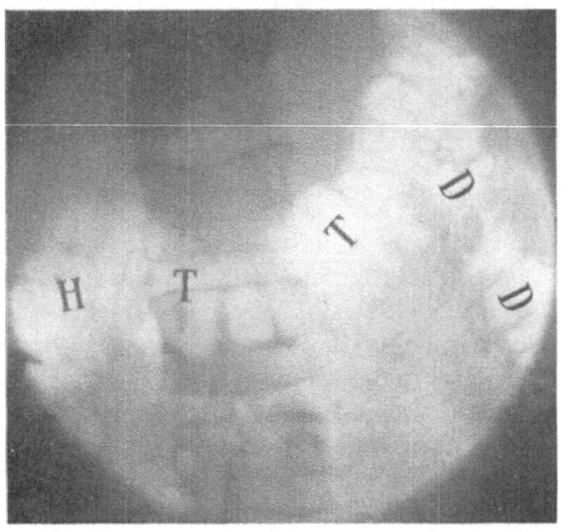

Abb. 2. Künstlich luftgeblähtes Kolon.　D = Descendens.　T = Transversum. H = Flexura hepatica.　Überall „Haustrenzeichnung“.

macht, hat man somit nicht im mindesten. Der praktische Wert der röntgendiagnostischen Kolonblähung ist übrigens sehr gering. Die Hoffnung, man könnte sonst undiagnostizierbare Kolonstenosen in der Weise darstellen, daß sich wohl unterhalb, nicht aber oberhalb der verengten Partie Gas ansammle, ist ein frommer Wunsch geblieben. Nur totale Verschlüsse, die zum Ileus führen, können für das so leicht permeable eingepumpte Gas ein Hindernis bilden, in welchem Falle aber auch die oberhalb der Stenose gelegenen Darmpartien stark mit Gas gebläht sind. Die nicht absoluten Stenosen aber werden von der eingeblasenen Luft leicht überwunden. Was manche Autoren nun gar am gasgeblähten Kolon als Tumorschatten erkannt haben wollen, gehört in das Reich der Phantasie,

Für etwas andere, als für eine rasche, vorläufige Orientierung über die Lage eines im Abdomen palpierten Gebildes zum

Kolon dürfte sich die künstliche Blähung kaum eignen. Kraus erwähnt, daß er den Schatten eines verschluckten Gebisses im Kolon nach der Blähung besser sehen konnte, was a priori zu begreifen ist. Bei Fremdkörpern im Kolon könnte man also von der Blähung Gebrauch machen. Daß nach rektaler Lufteinblasung bei Magenkolonfistel eine Vergrößerung der Magenblase beobachtet werden kann, gehört in ein anderes Kapitel und soll hier nur erwähnt werden.

Zur Darstellung von Formanomalien eignet sich die Blähung viel weniger als die Kolonfüllung mit Kontrastmassen — einmal wegen der relativ geringen Deutlichkeit des Bildes — dann, weil nebeneinanderliegende geblähte Schlingen zu einem schlecht differenzierbaren Gebilde verschmelzen.

III. Mechanische Wirkungen meteoristischen Dickdarms auf Nachbarorgane.

1. Querkolon und Magen (Fall I, Fall II).

Die engen Lagebeziehungen, die zwischen dem Colon transversum und dem Magen bestehen, machen es verständlich, daß sich schon unter normalen Verhältnissen diese beiden Organe in ihrer Form beeinflussen. Grödel und Schenk sind auf Grund ihrer Erfahrungen (Münch. med. Wochenschr. 1911, S. 25, 39) sogar zu der Forderung gelangt, daß jeder röntgenologischen Magenuntersuchung ein Reinigungsklysma vorauszugehen hätte, um die störenden Form- und Lageveränderungen, die der Magen von seiten des mit Stuhl gefüllten Kolons erfährt, nach Möglichkeit zu eliminieren. Allgemein bekannt ist ja die flache Einbuchtung der großen Kurvatur des Magens, die von der Flexura lienalis und deren Querkolonschenkel hervorgerufen wird.

Hochgradige Kompressionszustände am Magen entwickeln sich mitunter dann, wenn sich ein starker Meteorismus der Flexura lienalis oder des ganzen Querkolons entwickelt und dabei irgend eine Begleitursache die Abfuhr des Gases unmöglich macht. Am häufigsten tritt dies bei stenosierenden Tumoren ein und es ist etwas ganz Gewöhnliches, daß man bei Kolonkarzinomen, die zur Gas-Flüssigkeitsstauung führen, den Magen nach oben verlagert, seine Wände einander genähert, sein Lumen in unregelmäßiger Weise reduziert vorfindet. Dergleichen Erscheinungen werden noch bei der Schilderung des Dickdarmileus erörtert werden.

Aber auch ohne das Vorhandensein einer organischen Striktur können sich aus anderen, im Einzelfalle meist nicht mit Sicherheit eruierbaren Ursachen hochgradige und langdauernde Gasauftreibungen des Transversums einstellen, die zu so beträchtlichem Druck auf den benachbarten Magen führen, daß sich daraus ein ernst erscheinendes Krankheitsbild, bei welchem die Magensymptome im Vordergrund stehen, entwickeln kann. Da überdies bei der Röntgenuntersuchung, eben durch die Raumbeengung von seiten des Kolons Füllungs- defekte des Magens resultieren, so kann leicht die falsche Diagnose eines Carcinoma ventriculi oder einer Sanduhrverengerung des Magens gestellt werden, wenn man die eigenartigen Verhältnisse nicht kennt. Im folgenden seien zwei hierhergehörige Fälle besprochen.

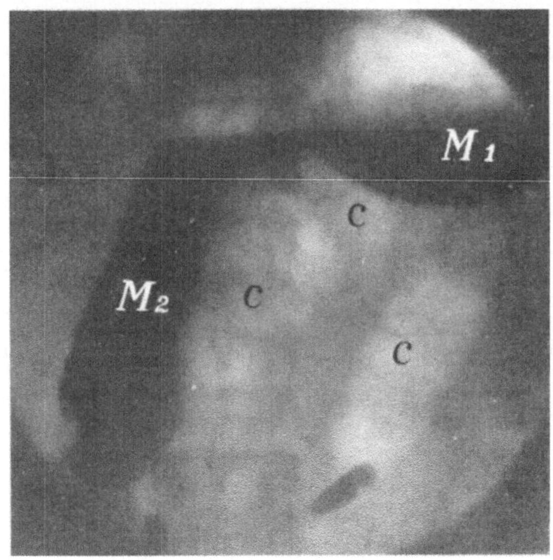

Abb. 3.   Fall Nr. I.   Eindellung der großen Kurvatur des Magens durch geblähten Dickdarm. M_1 = Pars cardiaca des Magens. M_2 = Pars media u. pylorica
des Magens, C, C, C = Geblähtes Kolon transversum, Flex. lienalis u. Descendens.

Fall Nr. I.   Ein wohlgenährter Mann in den Vierzigern, klagt über heftige, drückende Schmerzen im Magen, die nach Abgang von „Winden", an denen er stark leidet, sich bessern. Der Magensaft zeigt normale Werte. Kein Blut im Stuhl. Nichts Abnormes zu palpieren.

Bei der Durchleuchtung des mit Wismutspeise gefüllten Magens erhält man einen sonderbaren Befund, der im ersten Augenblick an eine schwere organische Veränderung denken läßt. Nahezu die ganze Kontrastmahlzeit hat sich in der Pars cardiaca angesammelt und bildet dort einen halbkugelig begrenzten Schatten. Aus diesem Sacke, der, wie man sich durch Drehung des Patienten überzeugen kann, weit dorsal liegt, treten nur spärliche und unregelmäßige Brocken in die Pars media des Magens nach rechts über. Trotz aller palpatorischer Versuche läßt sich ein regulärer Ausguß dieser Magenteile nicht erzielen.

Man steht also vor der Frage, ob hier eine Sanduhrverengerung auf Ulkusbasis, oder gar ein raumbeengender intraventrikulärer Tumor, der die distalen Magenabschnitte ausfüllt, anzunehmen wäre.

Geht man der Sache aber genauer nach, so bemerkt man, daß unterhalb der überfüllten Pars cardiaca, eine breite, auffallend helle Zone mit Andeutung von haustraler Struktur zu sehen ist. Läßt man den Pa-

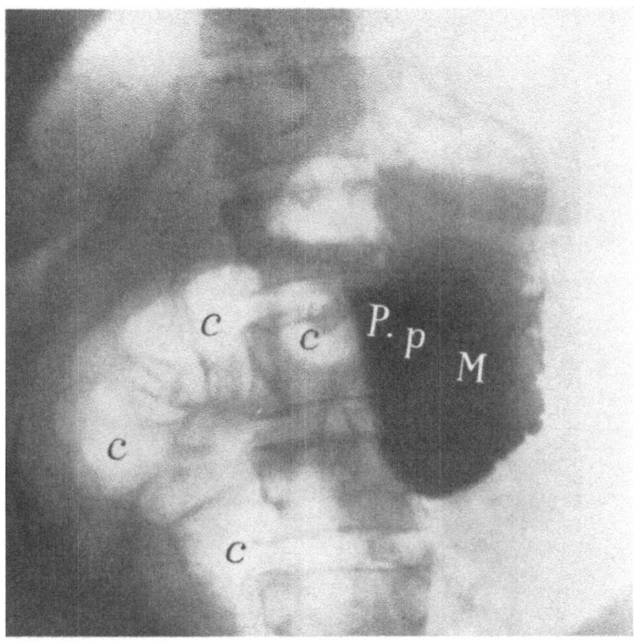

Abb. 4. Fall II. Kompression des Magens durch Meteorismus eines abnorm langen Querkolons. C, C, C = geblähtes Kolon. M = Magen mit Kontrastspeise gefüllt. P. p = Dislozierte und komprimierte Pars pylorica des Magens.

tienten sich nun für einige Zeit auf die rechte Seite legen, so gelingt es, größere Quantitäten der Wismutmahlzeit über die Einengung hinweg in eine Pars media und Pars pylorica zu bringen, die extrem weit rechts liegend, sich hart an den rechten Leberlappen anschließt, wodurch ein geradliniger Verlauf der kleinen Kurvatur als Abdruck des weichen Magens in der Kontaktebene zustande kommt (Abb. 3). Der Magen ist also durch eine geblähte Schlinge des Kolons, und zwar durch die Flexura lienalis in zwei Hälften geteilt worden. Er reitet auf dieser Schlinge in schräger Stellung. Die Pars cardiaca liegt links hinten, die Pars pylorica rechts vorne. Die Einengung ist flach und bewirkt einen nach außen konkaven Verlauf der großen Kurvatur (deren normaler Kontur ja bekanntlich konvex ist).

Die geschilderte hochgradige Raumbeschränkung des Magens läßt es ohne weiteres verständlich erscheinen, daß der Patient über Druckgefühl nach Speisenaufnahme klagt, daß ferner dieser Zustand nach Abgang von Winden sich bessert. Es handelt sich also nicht um eine Magenerkrankung, sondern um den Folgezustand einer abnormen Dickdarmblähung, gegen welche die therapeutischen Maßregeln zu richten sind. Ausgiebige Klysmen und Vermeidung gaserzeugender Kost verschafften dem Patienten in der Tat weitgehende Erleichterung.

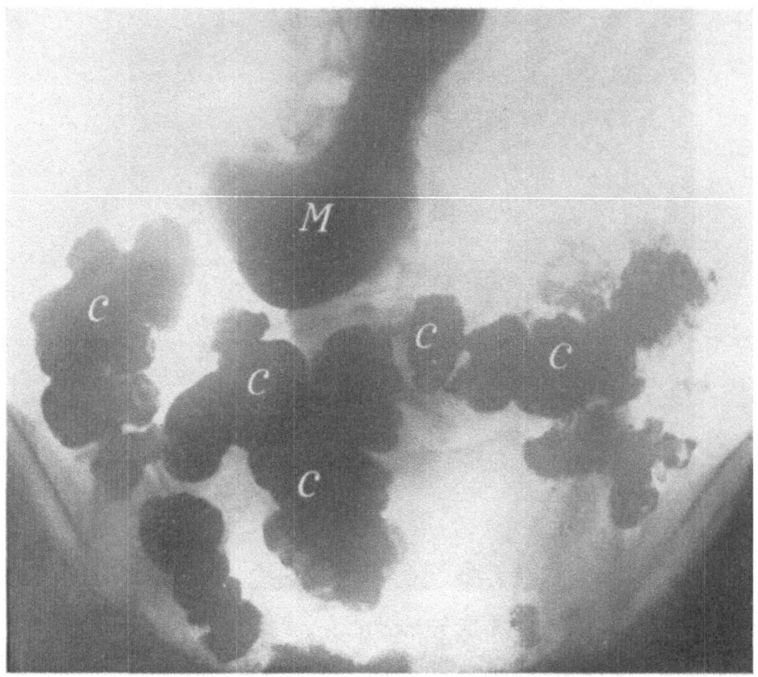

Abb. 5.   Fall Nr. II.   Fall II nach behobenem Meteorismus.   M = Magenschatten.   C, C = Kontrastkoterfülltes, tief herabhängendes Querkolon,

Ein anderer, noch eindrucksvollerer Fall einer durch geblähten Dickdarm verursachten Magenkompression wurde vor zwei Jahren an unserer Klinik beobachtet.

Fall Nr. II. Eine kräftige, junge Frau erkrankte plötzlich unter bedenklichen Erscheinungen von Auftreibung des Bauches und Erbrechen jeglicher Nahrung. Der röntgenologischen Untersuchung zugeführt, zeigte die Patientin bei der Durchleuchtung ein ganz abnormes Magenbild (Abb. 4). Pars media und Pars pylorica scheinen vollkommen zu fehlen, nur die Pars cardiaca füllt sich mit dem Wismutbrei in Form eines kleinen Säckchens. Weder Massage, noch rechte Seitenlage vermag an diesem Befunde etwas zu ändern. Gleichwohl kann man bei genauerer Analyse des Bildes unschwer erkennen, daß nicht ein wirklicher Defekt am Magen vorliegt, sondern daß zwischen Leber und Magen eine mächtig gasgeblähte, haustral segmentierte Kolonschlinge eingeschoben ist, die die Pars pylorica und media nach links oben gegen die Pars cardiaca hin komprimiert und auf diese Weise die Füllung der distalen Magenabschnitte verhindert. Da die Entleerung der genommenen Speise in normaler Richtung unmöglich ist, so wird das Erbrechen verständlich.

Als Therapie wird ausgiebige Irrigation zur Entfernung der Gase empfohlen. Dies hat den gewünschten Erfolg. Der Brechreiz schwindet alsbald und bei der Durchleuchtung am nächsten Tage füllt sich ein geräumiger Magen in allen seinen Anteilen (Abb. 5). Die geblähte Schlinge ist verschwunden, das wismutgefüllte, übermäßig lange Querkolon hängt tief hinunter in den Bauchraum. Patientin befindet sich wohl und verläßt nach einigen Tagen die Klinik.

Es ist vorläufig noch unklar, worauf derartige, von so schweren Erscheinungen begleitete Blähungszustände beruhen. Der Fall Nr. II läßt die Annahme zu, daß es sich in ihm möglicherweise um einen temporären Volvulus des übermäßig langen Querkolons gehandelt haben könnte.

2. Flexura hepatica und Leber.

Unter dem Namen „Hepatoptose" hat Chiliaiditi (Fo.[1]) XVI, S. 173) einen Zustand beschrieben, der durch die Interposition von ge-

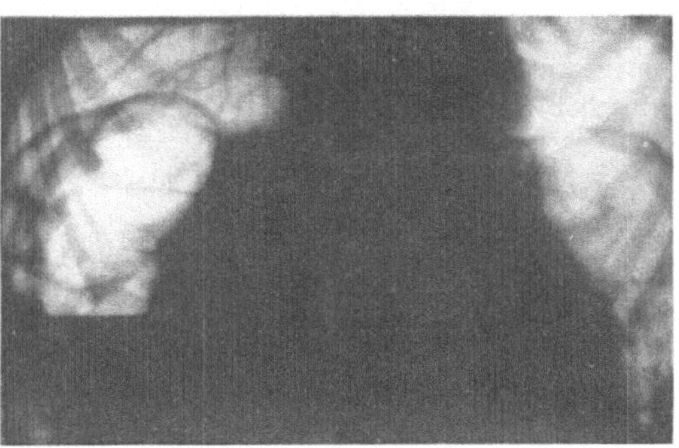

Abb. 6.   „Hepatoptose" nach Chiliaiditi.

blähtem Kolon zwischen Leber und Zwerchfellskuppe gekennzeichnet ist. Ohne subjektive Beschwerden kann bei sehr mobiler Leber bisweilen meteoristisches Querkolon an diese abnorme Stelle gelangen. Hier

---

[1]) Fo. = Fortschritte auf dem Gebiete der Röntgenstrahlen.

verweilt es verschieden lange Zeit (meist nicht länger als einen Tag), verschwindet dann und kann nach einiger Zeit wiederkehren.

Die dabei entstehenden Röntgenbilder sind merkwürdig. Unterhalb des rechten Zwerchfells und in den rechten oberen Flankengegenden, die sonst infolge des Leberschattens völlig dunkel sind, sieht man helle Partien mit deutlicher Haustrenzeichnung (Abb. 6). Diese letztere schützt vor Verwechslung mit einem gasbildenden subphrenischen Abszeß (Abb. 7), bei welchem natürlich keine Haustrenstruktur zu sehen ist, da die gasgefüllte Höhle ja nicht dem Dickdarm angehört.

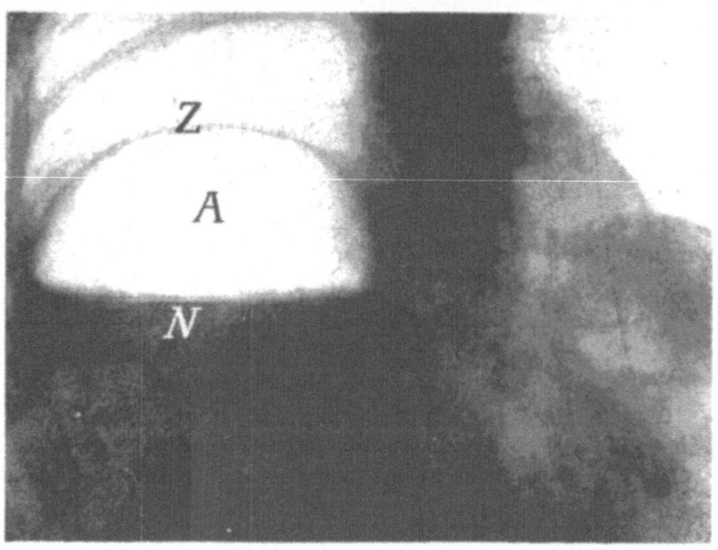

Abb. 7. Subphrenischer Gasabszeß zum Unterschied von der „Hepatoptose" abgebildet. Z = rechtes Zwerchfell. A = Gashaltige Abszeßhöhle. N = Niveaubildung der Abszeßflüssigkeit.

Flüssigkeit kann freilich auch bei der „Hepatoptose" vorhanden sein, da sich bisweilen in den geblähten Kolonschlingen (und zwar dann, wenn das ursächliche Moment in einer Stenose gelegen ist) beträchtliche Mengen verflüssigten Stuhles vorfinden. (Vgl. Kap. XX.) Auch in Abb. 6 ist solche Flüssigkeit zu sehen.

Unter welchen Vorbedingungen es bei den erwähnten, eigentümlichen Interpositionen zu so hochgradiger Abdrängung der Leber vom Zwerchfell überhaupt kommen kann, ist eine noch strittige Frage. Von Chilaiditi wird eine abnorme Schlaffheit der Leberligamente angenommen und der Vorgang in Analogie zur „Wanderniere" als eine Art von temporärer „Wanderleber" bezeichnet. Wie bereits erwähnt, trifft man diesen Zustand meist bei einem stenosierenden Prozeß im Kolon, der zu hochgradigem Meteorismus führt, an. Hierher gehört auch ein Fall von Cohn, der auf dem 3. Kongreß der Deutschen Röntgengesellschaft irrtümlich als ein röntgenologisch sichtbarer Fall von Aszites vorgestellt wurde. Das verflüssigte und gestaute, niveaubildende Stuhlkontentum in der geblähten Flexura hepatica, welche die Leber verdrängt hatte, wurde für freie Flüssigkeit in der Bauchhöhle angesehen.

IV. Das Kolonbild nach Einnahme schattengebender Speise.

Röntgenologisch-Topographisches. Anomalien und Varianten.

Im Jahre 1904 veröffentlichte Hermann Rieder (Fortschritte, Bd. 8, S. 141) zum erstenmal eine Methode der „Darstellung des Verdauungskanals auf radiologischem Wege", der es bestimmt war, auf dem Gebiete der Physiologie des menschlichen Digestions· apparates und der Erkennung seiner pathologischen Veränderungen eine beispiellose Umwälzung zu vollziehen. Unzählige, wissenschaftliche Untersuchungen mittelst der Riederschen Methode ausgeführt, haben insbesondere am Magen zu derartig bedeutenden und praktisch wichtigen Resultaten geführt, daß man ohne Übertreibung behaupten kann, es komme dem Röntgenverfahren (neben der Boasschen Probe auf okkulte Blutungen) die wichtigste Rolle bei der Diagnose einer ernsteren Magenerkrankung zu.

Auch was den Dickdarm anlangt, hat die Riedersche Methode ihre Fruchtbarkeit bewährt. Schon in der allerersten Publikation Rieders sind eine Reihe morphologischer und funktioneller Tatsachen über das röntgenologische Verhalten des Kolons niedergelegt. So beschreibt Rieder dort die haustrale Segmentation des Dickdarmschattens, die Variabilität des Colon transversum und sigmoideum, die lange Verweildauer der Wismutmassen im Coecum, die Zertrennung der Kotsäule etc. Aber es hat doch ziemlich lange gedauert, bis aus diesen Anfängen eine praktisch verwertbare „Dickdarmradiologie" gewonnen wurde, und es bedarf noch gründlicher Arbeit, um das hohe Niveau der Röntgendiagnostik des Magens zu erreichen. Ein Ziel, zu dem ja auch die vorliegenden Blätter beitragen sollen.

Das Wesen des Riederschen Verfahrens besteht bekanntlich darin, daß der zu untersuchenden Person eine Mahlzeit verabreicht wird, die zufolge ihres Gehaltes an einer für die Röntgenstrahlen undurchdringlichen Substanz ein Schattenbild des jeweils von ihr ausgefüllten Hohlorgans erzeugt. Als die gebräuchlichste Form der schattengebenden Mahlzeit muß nach wie vor die von Rieder empfohlene Grießmilchspeise, in der Quantität von 250 ccm mit einem Zusatz von 40 g Bismutum carbonicum oder 75 g Kontrastin (Kästle) (= Zirkonoxyd) bezeichnet werden. Die Grießmilchspeise wird von magenleidenden Personen noch am liebsten genommen, jedenfalls lieber als Modaminpudding (Schlesinger) oder Erdäpfelpüree. Wismutkarbonat hat sich in zahllosen Fällen als vollkommen unschädlich erwiesen, es kommt ihm keine stopfende Wirkung zu, was ja für unsere Darmuntersuchungen von Wichtigkeit ist. Auch das Bariumsulfat wird in der letzten Zeit (Quantum ca. 80 g) als Zusatz für die Riedermahlzeit benützt und es ist nichts dagegen einzuwenden, wofern man sich nur vorher versichert, daß ein vollkommen reines Präparat geliefert wird. Man verlange das Barium sulfuricum purissimum „für Röntgenzwecke“ der Firma Merck. Bariumsulfat ist bedeutend billiger als Wismutkarbonat und Zirkonoxyd. Da aber Bariumsalze, wenn sie löslich sind, zu den schwersten Giften für den Organismus gehören und wir vorläufig eines staatlichen Schutzes vor Verunreinigungen des Präparates mit löslichen Bariumverbindungen noch entbehren, so empfiehlt es sich im allgemeinen doch beim Wismutkarbonat oder Zirkonoxyd zu verbleiben. Die Wismutkarbonatstühle sind je nach der Verweildauer im Darme graugrün oder gelbgrau. Bariumsulfat macht helle Stühle.

Ungefähr vier Stunden nach Einnahme der Riedermahlzeit beginnt der Übertritt des schattengebenden Chymus in das Cökum und Aszendens. Von da an verbreitet sich der schattengebende Stuhl in einem individuell sehr verschiedenen Tempo und auch in einer individuell sehr verschiedenen, räumlichen Anordnung. Eine so strenge Gesetzmäßigkeit, wie wir sie am Magen in bezug auf Füllungsform und Entleerungsmodus antreffen, vermissen wir am Dickdarm durchaus

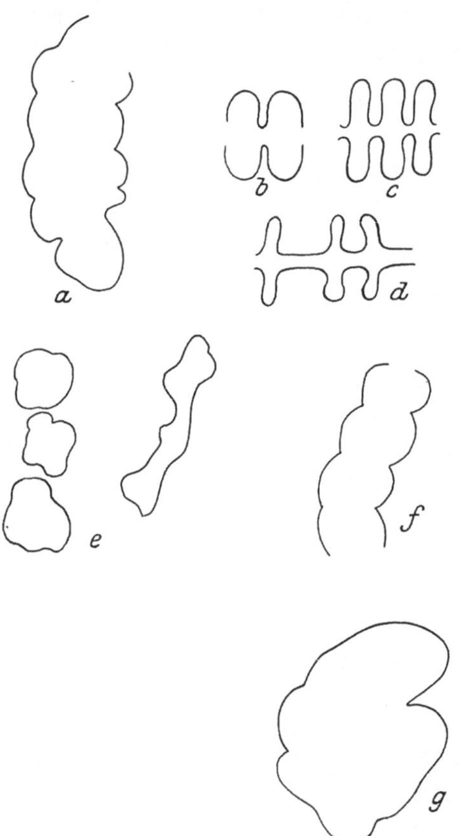

Abb. 8. Schema der Kontraststuhlformen. a = im Coecum-Ascendens. b, c, d = im Querkolon. e = im Kolon descendens. f = im Sigma. g = in der Ampulla recti.

und es macht Schwierigkeiten aus dem Wechsel der Bilder hier den Normalfall herauszufinden. Im allgemeinen kann man aber sagen, daß um die
10. bis 12. Stunde nach Einnahme der Kontrastmahlzeit fast alle Partien
des Dickdarms (mit Ausnahme des Rectums) schon Anteile dieser
Mahlzeit enthalten.

In der nebenstehenden Skizze (Abb. 8) ist halbschematisch ein
Überblick über die mannigfachen Formen, welche die Schatten des
Kontrast stuhles im Kolon annehmen, wiedergegeben. Im Coecum
und Kolon ascendens repräsentieren sie sich als ein zylindrisches, unten
abgerundetes Gebilde, dessen Ränder nur leicht gekerbt sind. Wir

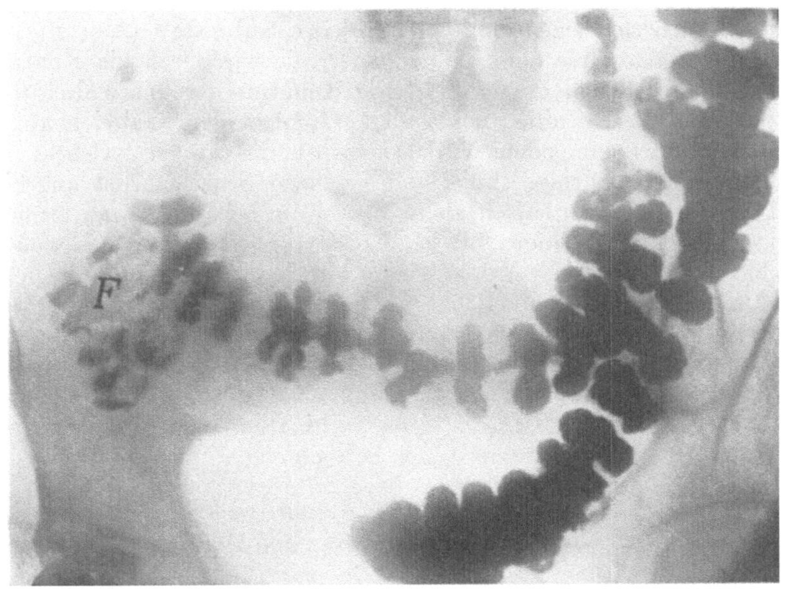

Abb. 9. Kontraststuhlformen. F = „Flocken" am Ende der Kontrastkotsäule.

können von einer zackenrandigen Form sprechen. Im Querkolon
findet sich die „haustrale Segmentierung" des Darminhaltes am aus-
gesprochensten. Bald reihen sich die einzelnen Schattenstuhlpartikel
nach der Art eines Feigenkranzes knapp nebeneinander, bald sind
sie durch längere Querstücke weit voneinander getrennt (Feigenkranzform, Hantelform). Je mehr wir uns der Flexura lienalis
nähern, desto mehr überwiegen rundliche oder bröckelige Formen,
die auch im Kolon descendens typisch anzutreffen sind. Diese
Knollen und Bröckel können isoliert oder konglomeriert stehen.
In der Flexura sigmoidea bilden sie schon mehr zusammenhängende,
wurstförmige Formen, um schließlich in der Ampulle des Rec-

tums in birnförmige, kompakt erscheinende Konfigurationen überzugehen.

Was die innere Struktur der Kontrastkotschatten anlangt, so ist zu sagen, daß am Beginne der schattengebenden Stuhlsäule eine gewisse Auffaserung des Randes sich konstatieren läßt, die im Laufe des weiteren Vordringens, zufolge der später zu besprechenden Mischtätigkeit mehr und mehr abnimmt. Ferner findet man insbesondere im Coecum und Ascendens die Schattenmassen von kleinen Gasbläschen durchsetzt, die an der Flexura hepatica meist randständig werden. Am Ende der Schattenkotsäule, d. h. dort, wo sie von neu nachdrängendem, nicht kontrastmittelhaltigem Stuhle berührt wird (was man 24—30 Stunden nach Einnahme der Riedermahlzeit im Coecum besonders gut verfolgen kann), finden sich eigentümliche, flockige Schatten (Abb. 9).

Zum Verständnis der Röntgenbilder, die wir durch die Kontrastmahlzeit vom Kolon erhalten, ist die Kenntnis der anatomisch-topographischen Verhältnisse notwendig. Infolge der zahlreichen, am Dickdarm vorkommenden Variationen ist die Frage, welchem bestimmten Dickdarmabschnitt der gesehene Stuhlschatten angehört, nicht immer sofort zu entscheiden. Es sei nur beiläufig daran erinnert, daß die Flexura sigmoidea bis in die Coecalgegend, das Querkolon bis ins kleine Becken reichen, das Coecum hinwiederum am unteren Leberrand liegen kann usw. Mit Recht sagt der Anatom Brosch, dessen wertvolle Arbeit ich ausführlich benütze, in seiner Studie „Das Dickdarmproblem" (Wien. med. Wochenschr. 1910, Nr. 20—22): „Die Deutung der Wismut-Röntgenbilder des Dickdarms bedarf, um nicht ins Phantastische zu verfallen, dringend einer Verifikation oder Erklärung oder Korrektur durch die anatomischen Befunde."

a) Coecum und Ascendens.

Es ist schon früher erwähnt worden, daß ungefähr vier Stunden nach Einnahme der Kontrastmahlzeit das Einfließen des schattengebenden Chymus in den Dickdarm beginnt. Dieses Einfließen dauert gewöhnlich 4—5 Stunden, woraus hervorgeht, daß wir bis ungefähr zur achten Stunde mit größeren Schattenbildungen zu rechnen haben, die, dem Ileum zugehörig, den Blinddarm gleichsam in sich einhüllen und seine klare Differenzierung erschweren. So zeigt z. B. das um die fünfte Stunde nach Einnahme der Bismutmahlzeit angefertigte Durchleuchtungsbild (Abb. 10) die Konvolute des Ileums noch so dicht gefüllt, daß es unmöglich ist, aus ihrer Mitte das Coecum, geschweige gar den Einmündungsort der letzten Ileumschlinge, die Gegend der Bauhingschen Klappe zu erkennen. Um hier dennoch dem Ziele nahe zu kommen, muß man zur palpatorischen Differenzierung während der Durchleuchtung Zuflucht nehmen. Drückt man mit den Fingerspitzen kräftig auf die Schattenpartien, so gelingt es bei nicht allzu straffen Bauchdecken, die Ileumschlingen auseinander zu drängen und ihre schmalen Bänder zu isolieren, während das Coecum seine kompakte Füllung untrennbar beibehält. Auch die Einmündungstelle des Ileum kann man mehr weniger deutlich auf diese Weise zur Anschauung bringen. Noch leichter erkennbar und palpatorisch isolierbar wird der Blinddarm bei Durchleuchtung in Rückenlage des Patienten. Gegen das Ende der Übertrittszeit des Schattenchymus aus dem Ileum in den Dickdarm (also etwa um die achte Stunde und später) gelingt die Orientierung besser. Dann ist auch das Aszendens schon ausgiebig gefüllt und repräsentiert sich als die direkte Fortsetzung des Cökums. Cökum und Ascendens gehören ja innig zusammen.

Das untere Ende des Coecumschattens liegt bei aufrechter Körperstellung gewöhnlich 1—2 Querfinger oberhalb des Zentrums der Hüftgelenkspfanne, die man ja auf dem Röntgenbilde gut sehen kann. Das Coecum hat eine abgerundete Form und ist palpatorisch meist ausgiebig beweglich, besitzt es doch ein viel längeres Mesenterium als das normalerweise straff an die hintere Bauchwand geheftete Ascendens.

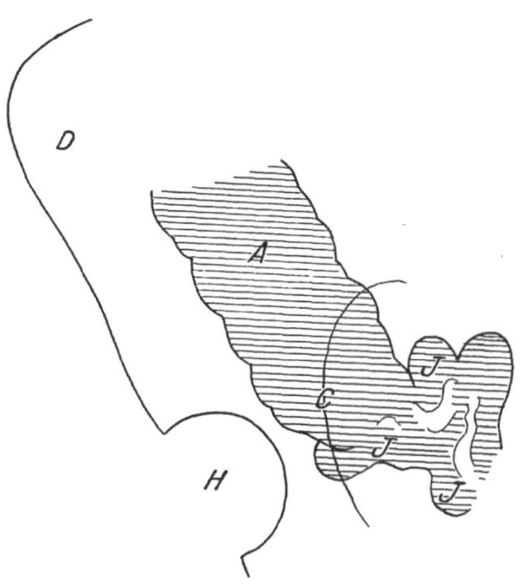

Abb. 10. Skizze eines Durchleuchtungsbildes vom Coecum um die fünfte Stunde nach Einnahme der Kontrastmahlzeit. D = Darmbeinteller. A = Ascendens. H = Hüftgelenkspfanne. C = Coecum. J = Ileumschlingen.

Der Processus vermiformis — hinter und unter der Bauhingschen Klappe an der medialen Seite des Coecums entspringend — läßt sich für gewöhnlich röntgenologisch nicht darstellen (Rieder und die meisten deutschen Autoren). Dies wird verständlich, wenn man erwägt, daß er normalerweise keinen Kot, also auch keinen Wismutkot enthält (vgl. Oberndorfer, Mitteil. aus den Grenzgeb. d. Med. u. Chir. XV, 5, 1900). Cohn (Deutsche med. Wochenschr. 1913, Nr. 13, S. 600) und mit ihm ein russischer Arzt Grigorjeff, der den Appendix immer wahrzunehmen vorgibt, halten zwar jeden nicht sichtbaren Wurmfortsatz für abnorm und behaupten (mittelst Aufnahme) sogar, Bewegungen um einen Fixpunkt, ferner eine regelmäßige Füllung und Entleerung desselben nachgewiesen zu haben. Nach den Erfahrungen von Groedel, Case, denen ich mich anschließe, ist aber ein kontrastkothältiger Appendix (und nur ein solcher ist sichtbar) etwas Pathologisches. Er soll darum erst später besprochen werden.

Das Colon ascendens bildet die direkte Fortsetzung des Coecums in Form einer 2½—3 Querfinger breiten Säule mit den bereits erwähnten zackenrandigen Konturen. In frontaler Richtung besehen, verläuft es ungefähr parallel zum vorderen Darmbeinrand, also von innen unten nach außen oben. In sagittaler Richtung erscheint es bisweilen nach vorne konkav gekrümmt. Brosch findet bei älteren Personen häufig ,,in der Gegend dieser Langerschen Sagittalkrümmung eine nicht selten sogar bis zur völligen Parallelstellung des zu- und abführenden Darmschenkels ausgebildete Knickung. ,,Das Coecum (Ascendens) kann aber noch andere Varianten zeigen. Statt in der rechten Fossa iliaca liegt es nicht selten mit einem sehr kurzen Mesocökum weiter oben in der Höhe der normalen Lumbalkrümmung. An Stelle des Coecums liegt dann in der Fossa iliaca die letzte Ileumschlinge, durch ein sehr kurzes Mesenterium unbeweglich fixiert. Auch das Gekröse des Coecums ist in diesem Falle sehr kurz, ja meistens derart unzureichend, daß der

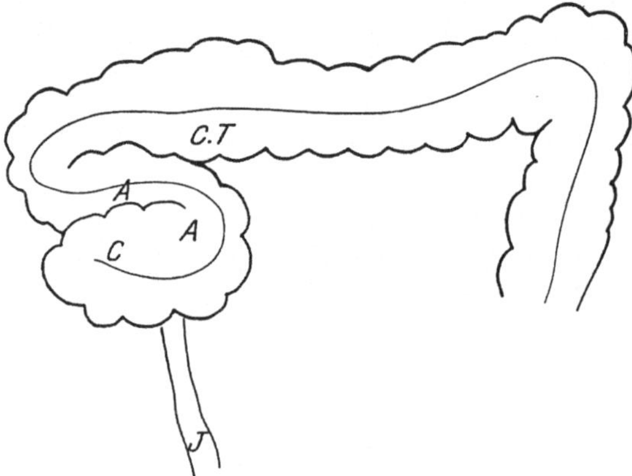

Abb: 11. Dystopia coeci superior nach Brosch. Kongenitale Ascendensverkürzung.

Processus vermiformis überhaupt gar nicht in der Bauchhöhle, sondern retroperitoneal gelegen ist. Das Colon ascendens kann dann eine medialwärts gerichtete Schlinge bilden" (Brosch). Siehe Abb. 11. Dystopia coeci superior congenita. Ein derartig kongenital verkürztes Ascendens wies z. B. der eine Fall Rieders in dessen Untersuchungsserie: ,,Die physiologische Dickdarmbewegung beim Menschen" (Fortschritte XVIII, 2, S. 104, Zeile 5) auf.

Auch ich konnte einen Fall von kongenitaler Ascendensverkürzung beobachten, der mich beinahe zu der falschen Annahme einer Ileocoecaltuberkulose geführt hätte.

Fall Nr. III. Es handelte sich um einen ca. 50jährigen Mann, der mit mangelhaften klinischen Angaben zur Röntgenuntersuchung gewiesen worden war. Er klagte über vage Schmerzen im Bauche. Verstopfung und Diarrhöen sollten abwechselnd vorhanden gewesen sein.

Die Einnahme der Kontrastmahlzeit zeigte am Magen nichts Abnormes. Sechs Stunden später aber ergab sich ein sehr merkwürdiges Bild (Abb. 12). In der rechten Regio hypogastrica, wo wir sonst den Schatten des Coecum-Ascendens anzutreffen gewohnt sind, fand sich nichts von einem solchen. Dagegen erschienen dort, netzartig gelagert, zahlreiche kleinfinger- bis daumenbreite Schattenbänder, die sich nach ihren Dimensionen und ihren gezähnten Rändern (Kerkringsche Falten) mit voller Deutlichkeit als Dünndarm ansprechen ließen. Erst in der Höhe der Spina anterior superior der rechten Darmbeinschaufel sah man haustral segmentierte Kolonschatten.

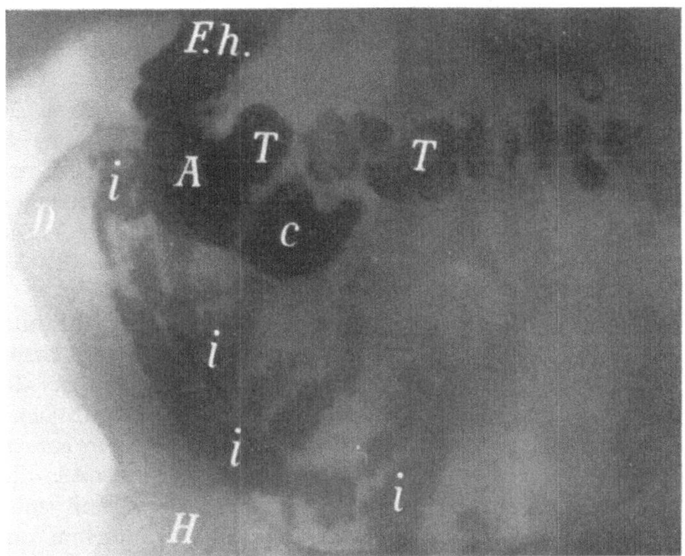

Abb. 12. Fall Nr. III. Kongenitale Ascendensverkürzung. D = Darmbein, F. h. = Flex. hepatica, T = Transversum, A = Ascendens, C = Coecum, i = Ileumschlingen.

Es gibt nun einen typischen Röntgenbefund (wir kommen ausführlich an einer anderen Stelle auf ihn zurück), der für Ileocoecaltuberkulose charakteristisch ist und der darin besteht, daß wir das Coecum und Ascendens auffallend leer, das Ileum einerseits und die distal von der Flexura hepatica gelegenen Kolonabschnitte andererseits aber wismutgefüllt vorfinden. Mit diesem von Stierlin zuerst beschriebenem Befunde hatte unser Röntgenbild unzweifelhafte Ähnlichkeit und ich sprach auch den Verdacht auf Ileocoecaltuberkulose aus. Die nachträgliche klinische Untersuchung und der Verlauf rechtfertigte diesen Verdacht jedoch nicht. Die Untersuchung des Stuhls auf abnorme Bestandteile (Blut, Schleim, Eiter) ergab ein völlig negatives Resultat, es bestand keine

Druckempfindlichkeit, keine Resistenz in der Ileocoecalgegend, der Patient fieberte nicht, nahm an Gewicht zu und wurde nach Regelung seiner Obstipation durch entsprechende Diät alsbald geheilt entlassen.

Ich durchleuchtete den Mann noch einige Male, stets kehrte das vorhin geschilderte Bild wieder, das wir nicht anders, denn als kongenitale Ascendenskürzung deuten können. Das Coecum liegt nach innen eingeklappt nahezu horizontal hart neben dem Querkolon.

Einen Gegensatz zu der geschilderten Aszendensverkürzung bildet das sog. „Coecum mobile", welches sich nach Brosch „durch ein sehr langes Gekröse auszeichnet und gar nicht so selten statt in der rechten Fossa iliaca im kleinen Becken angetroffen wird. Der Processus vermiformis hat dann ebenfalls ein sehr langes Gekröse. Er kann auf dem Boden des kleinen Beckens liegen und bei einer akuten Entzündung durch den Sitz des Schmerzes einen Prostataabszeß oder eine Periproktitis vortäuschen." (Vgl. Abb. 13.) Dystopia coeci pelvica nach Brosch.

Vom röntgenologischen Standpunkte ist zu sagen, daß eine so hochgradige Coecumverlängerung, wie sie die obige Figur wiedergibt, wohl zu den Seltenheiten gehört. Ein Coecum mobile im engeren Sinne aber, d. h. ein abnorm bewegliches, weil mit einem abnorm langen Mesenterium ausgestattetes Coecum-Ascendens, kann relativ viel häufiger mittelst der Röntgendurchleuchtung konstatiert werden.

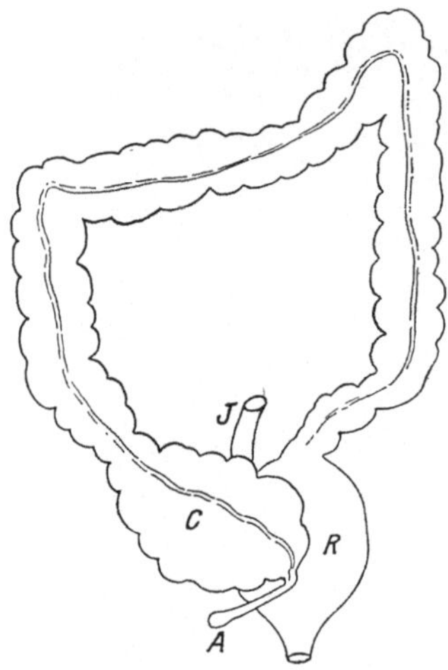

Abb. 13. Dystopia coeci pelvica nach Brosch.
J = Ileum, C = Coecum, R = Rectum, A = Appendix.

Da dem Coecum mobile von mancher Seite eine besondere pathogenetische Bedeutung beigelegt wird (Wilms u. a.), und zwar in dem Sinne, daß es eine Appendicitis chronica vortäuschen könne (Schmerzen = Zerrungen an dem langen Mesenterium), so möchte ich mit einigen Worten auf den radiologischen Nachweis der abnormen Mobilität dieses Dickdarmabschnittes eingehen. (Vgl. Schwarz, Wiener med. Wochenschr. 1909, Nr. 23.)

Versucht man während der Durchleuchtung durch palpatorische Manöver den Schatten des Coecum-Ascendens zu verschieben, so gelingt dies normalerweise in einem Ausmaße von 2—3 cm. Ein exakter Maßstab der Verschieblichkeit ist freilich palpatorisch schwer zu gewinnen, da die wechselnde Spannung der Bauchdecken, der wechselnde intraabdominelle Druck, schließlich die wechselnde, vom Untersucher zur

Anwendung gebrachte Kraft die notwendige Einheitlichkeit der Prüfung nicht zustande kommen läßt.

Um diese zu erreichen, muß man vielmehr zu dem Auskunftsmittel greifen, den Patienten einmal im Stehen und das andere Mal in linker Seitenlage zu durchleuchten und nun die orthodiagraphisch gewonnenen Bilder miteinander zu vergleichen. Als fixbleibende Linie zeichnet man sich den Darmbeinkamm ins Orthodiagramm ein.

Überblickt man eine größere Reihe derartiger, an normalen Individuen gewonnener Skizzen, so findet man als Regel heraus, daß sich in linker Seitenlage das Coecum-Ascendens um 1, 2, 3 cm nach innen und meist auch um einige Zentimeter kranialwärts verschiebt. Ein Mesenterium von normaler Länge läßt größere Exkursionen nicht zu. (Abb. 14, A u. A_1.)

Abweichend von diesem normalen Verhalten finden sich aber Individuen, bei denen der Schatten des Coecum-Ascendens in linker Seitenlage um mehr als Handbreite gegen die Mittellinie zu rückt, ja dieselbe bisweilen erreicht. (Abb. 14, C. m.) Dann können wir von einem „Coecum mobile" sprechen, wobei aber bemerkt werden muss, daß die Frage, ob dem Coecum mobile tatsächlich ein krankheitserzeugender Charakter zukommt, noch keineswegs entschieden ist.

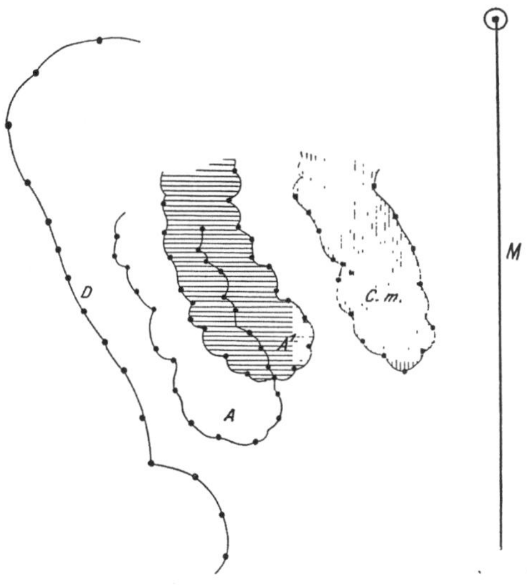

Abb. 14. Orthodiagramme zum Nachweis des „Coecum mobile". M = Mittellinie, D = Darmbeinkamm, A = Ascendens im Stehen, A^1 = normales Ascendens in linker Seitenlage. C. m. = „Coecum mobile" in linker Seitenlage.

b) Flexura hepatica.

In den anatomischen Lehrbüchern wird die Flexura hepatica stereotyp als ein flaches nach innen offenes Winkelstück beschrieben, welches das vertikale Colon ascendens mit dem horizontalen Colon transversum verbindet. Die Röntgenuntersuchung zeigt aber, daß der Flexura hepatica eine höchst variable Länge, Lage und Form zukommt, die mitunter zu sehr komplizierten Bildern führt.

So ist z. B. manchmal die Flexura hepatica — wenn man sagen darf — überhaupt nicht vorhanden. Das Ascendens geht schon tief unten ins Transversum über. (Abb. 15, 1.)

In anderen Fällen ist sie hochgelegen, äußerst spitz (bei Ptose des Transversums) (Abb. 15, 2).

Sehr häufig bildet sich in der Gegend der Leberflexur eine Doppelschlinge aus, indem der dem Querkolon angehörige Darmschenkel zunächst ab- und dann wiederum aufsteigt (Abb. 15, 3).

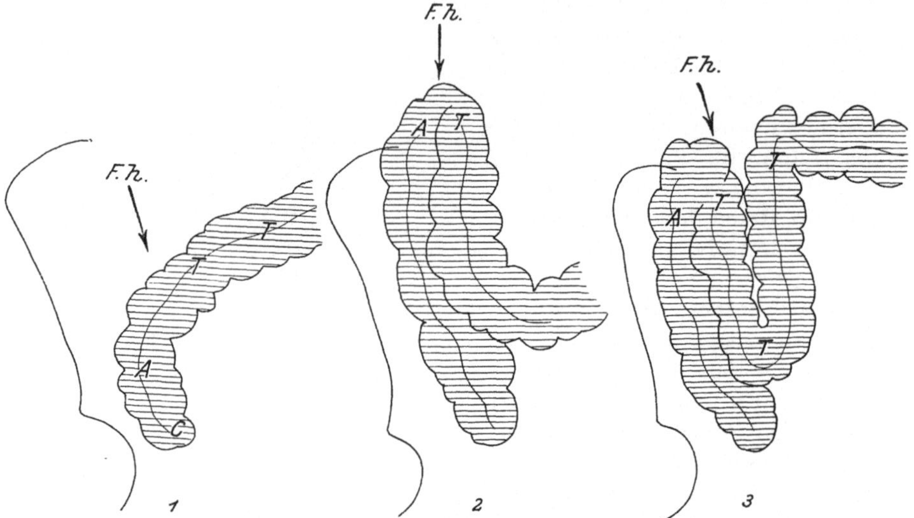

Abb. 15. Varianten der Flexura hepatica. F. h. = Flexura hepatica, C = Coecum.
A = Ascendens, T = Transversum.

Die mit Wismutkot gefüllten Schenkel der Flexura hepatica lagern sich oft übereinander und bilden dann Schattenfiguren, die auf den ersten Blick nicht entwirrbar sind. Man muß während der Durchleuchtung mittels Fingerdruck die einzelnen Anteile auseinanderdrängen, um sie optisch differenzieren zu können.

c) Kolon transversum.

Hier sind ganz außerordentlich wechselnde Befunde anzutreffen, was seinen Grund hat darin, daß dem Kolon transversum ein sehr langes Mesenterium zukommt. Dieses gestattet ihm, die mannigfachsten Situationen einzunehmen. Die palpatorische Verschieblichkeit des queren Dickdarms ist, wie man sich bei jeder Durchleuchtung unschwer überzeugen kann, im Gegensatz zum Ascendens und Descendens sehr beträchtlich. Dasselbe gilt für Lageveränderungen des Individuums. In flacher Rückenlage zieht das Kolon transversum durch die Regio epigastrica, während es im Stehen hinabsinkt und fast immer tiefer als der Nabel zu liegen kommt.

Als die häufigste Form des Transversums bezeichnet Brosch eine steigbügelartige (Abb. 16 a). Man muß dieser Angabe vom röntgenologischen Standpunkte durchaus beistimmen. Sehr oft zeigt sich auch eine Guirlandenform (Abb. 16 b). Durch Ptose kann eine sehr tiefliegende Guirlandenform (Abb. 16 c) zustande kommen, desgleichen eine spitzwinklige Form (Abb. 16 d).

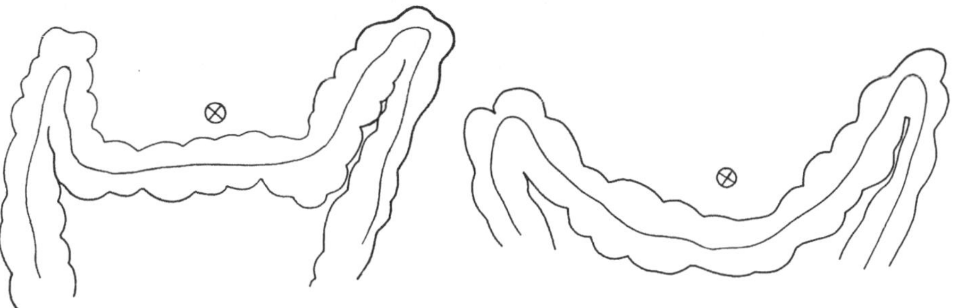

Abb. 16 a.   Steigbügelform des Transversums.   Abb. 16 b.   Guirlandenform des Transversums.

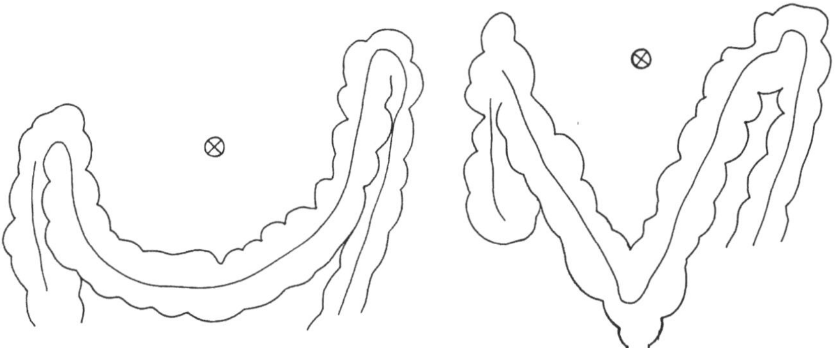

Abb. 15 c.   Tiefe Guirlandenform des Transversums.   Abb. 16 d.   Spitzwinkelform des Transversums.

Es sei ferner hervorgehoben, daß selbst bei ein und demselben Individuum Lage und Form des Querkolons zu verschiedenen Zeiten vollkommen verschieden sein kann. Dies hat zwei Ursachen. Einerseits sind es die sog. großen Pendelbewegungen des Kolons (vgl. Kap. V, S. 45), welche, wie Rieder gefunden hat, ohne den Inhalt zu befördern, „erhebliche Lageveränderung, Krümmung und Windung" des Darmrohres bewirken, denen letzteres naturgemäß um so leichter folgen kann, je geringer seine Fixation, je länger sein Mesenterium ist. Das Querkolon mit seinem besonders langen Mesenterium zeigt diese „große

Pendelbewegungen" ganz besonders eklatant. Ein weiterer Grund für die Variabilität des Situs und der Form des Colon transversum ist in den engen Raumbeziehungen gelegen, die zwischen ihm und dem Magen bestehen. Es darf als bekannt vorausgesetzt werden, daß der quere Dickdarm für gewöhnlich dem Verlaufe der großen Kurvatur des Magens folgt, sich ihr kranzartig anschmiegt. Bei leerem Magen höherstehend, rückt mit zunehmender Füllung dieses Organs auch das Querkolon tiefer. Bildet sich eine enteroptotische Elongation, eine Stenosendilatation des Magens aus, so wird in der überwiegenden Mehrzahl der Fälle zugleich mit der großen Magenkurvatur auch das Querkolon hinabgedrängt (Abb. 17 a u. b). Das gilt so sehr als Regel, daß eine Abweichung von diesem Verhalten zu den seltenen und für den Erfahrenen merkwürdigen Ausnahmen gehört. Immerhin kommen solche Ausnahmen

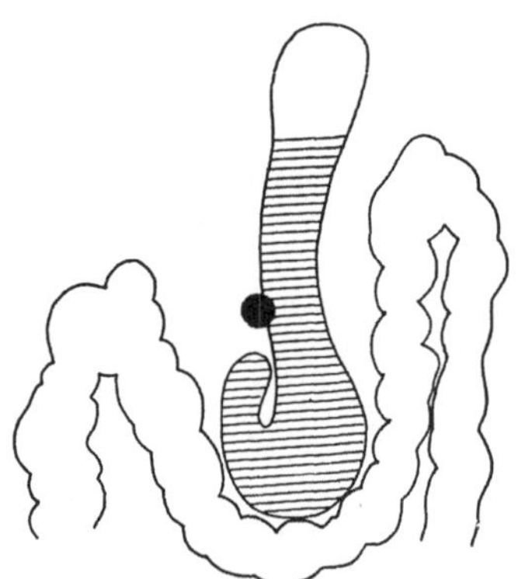
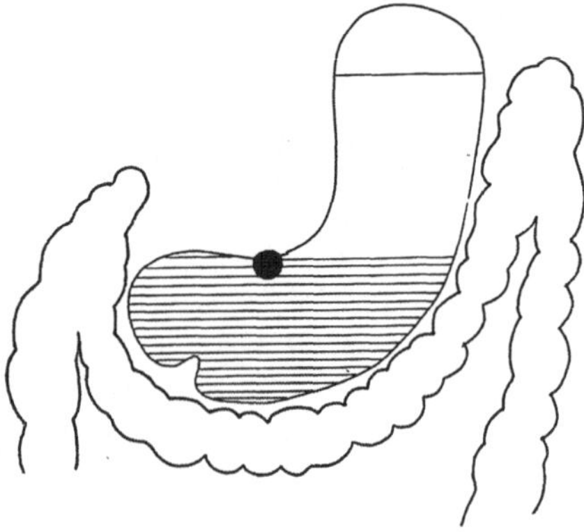

Abb. 17 a. Querkolon bei entero-   Abb. 17 b.   Querkolon bei Stenosen-
ptotischer Elongation des Magens.   dilatation des Magens.

vor. Sie sind bewirkt durch ungewöhnliche Kürze des Mesenteriums. Entwickelt sich bei einem Menschen mit abnorm kurzem Dickdarmgekröse eine Dilatation des Magens, dann kann eben das Transversum nicht folgen. Der Magen sinkt über dasselbe hinab, kreuzt es so, daß er vorne und das Querkolon hinten zu liegen kommt. Ich habe in meiner ganzen Praxis vielleicht fünf oder sechs derartige Querkolonsituationen gesehen.

Ein solcher Fall sei im folgenden geschildert und abgebildet: Fall Nr. IV. Es handelte sich um einen ungefähr 45jährigen Mann, der seit mehreren Jahren an Ulkusbeschwerden litt. (Im Stuhl war Blut nachgewiesen.) Die Röntgenuntersuchung ergab einen stark erweiterten Magen mit halbmondförmiger Inhaltslagerung. Tiefster Punkt handbreit unterhalb des Nabels. Nach 12 Stunden trotz verstärkter Peristaltik großer Rückstand der Wismutmahlzeit. Am nächsten Morgen waren die Wismutingesten bereits aus dem Magen und Dünndarm verschwunden und füllten das Kolon, dessen querer Anteil schräg von der tief herabgesunkenen Flexura hepatica hinauf zur Milzflexur zog.

Die neuerliche Anfüllung des Magens mit Riedermahlzeit ergab nun das nebenstehende Bild (Abb. 18). Die schattengebende Speise ist tief hinab auf den Grund des dilatierten Magens gesunken, das Querkolon aber hat seine Lage gar nicht geändert, es kreuzt den Magen, und zwar wie man durch Drehung des Patienten leicht feststellen kann, an dessen Hinterwand.

Solche Befunde gehören, wie schon gesagt, zu den seltenen Ausnahmen. Die Regel ist, daß das Querkolon die große Kurvatur begleitet,

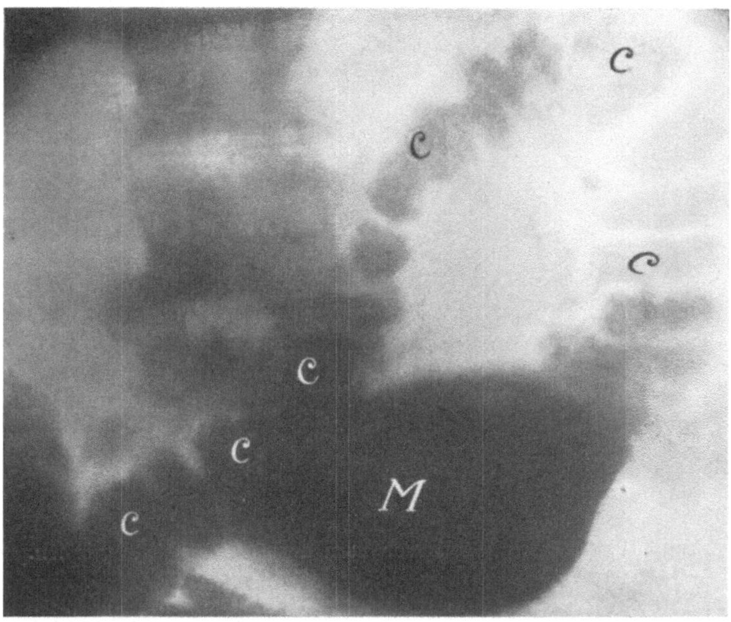

Abb. 18. Fall IV. Abnorme Kürze des Querkolon-Mesenteriums. Magendilatation. Kreuzung des Magens mit dem Transversum. C = Kolon, M = Magen.

was man immer wieder bei den so häufigen Längsdehnungen des Magens sehen kann. Mag der kaudale Pol des Magens auch noch so tief (ja bis zur Symphyse) herabreichen, immer noch um ein Spatium tiefer liegt das Querkolon und folgt der Krümmung der großen Kurvatur. Eine Gastroptose ohne Transversoptose gibt es nicht. Damit soll aber nicht umgekehrt gesagt sein, daß jede Ptose des Transversums auch mit einer Gastroptose vergesellschaftet sein muß. Das Querkolon kann vermöge seines langen Mesenteriums isoliert gesenkt sein und (unter gleichzeitiger Dehnung des Ligamentum gastrocolicum) den Magen an seinem normalen Platze belassen.

Damit hätten wir das Wichtigste über das Querkolon gesagt und wenden uns der Besprechung der Flexura lienalis zu.

d) Flexura lienalis.

Die Milzflexur ist diejenige Partie des Kolons, die als am straffsten fixiert bezeichnet werden muß. Sie liegt fast immer hoch oben im Traubeschen Raume und bildet meist einen sehr spitzen Winkel, der allerdings auf dem frontalen Röntgenbilde noch viel spitzer erscheint, als er wirklich ist. Artur Hertz hat in den Archives of the Röntgen

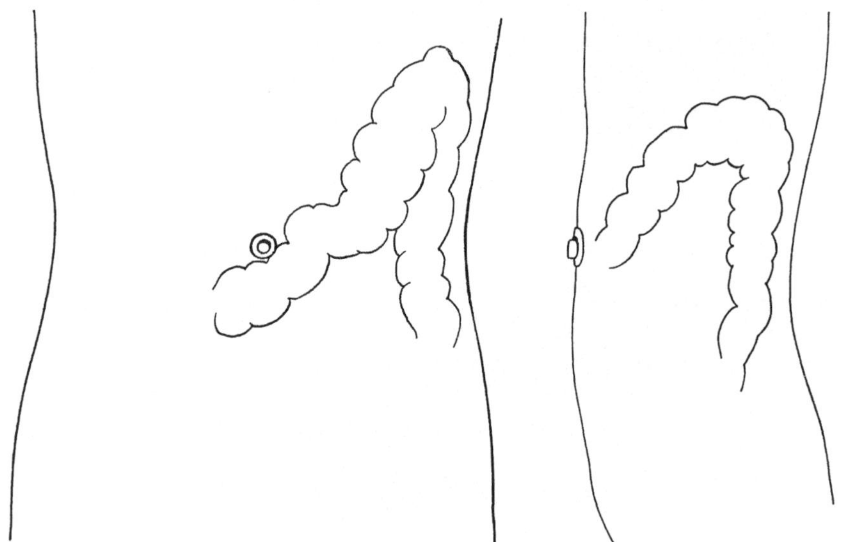

Abb. 19. Flexura lienalis von vorn und von der Seite gesehen.

rays November 1912 darauf aufmerksam gemacht, daß dieser spitze Winkel zum Teil eine Darstellung der Planprojektion ist. Seitliche Durchleuchtung zeigt in der Tat, daß die Milzflexur doch mehr oder weniger flachbogenförmig den Übergang des Querkolons in das Descendens vermittelt. Die nebenstehenden Figuren sollen diese Verhältnisse erklären (Abb. 19).

Bei Besprechung der Flexura lienalis darf nicht auf die entzündlichen Fixierungen vergessen werden, die hier so häufig zu finden sind. Nach Brosch sind es fast ausschließlich perisplenitische Prozesse, welche Adhäsionsbildung, Schrumpfung, Hochziehung und stärkere Knickung sowie entzündliche Verwachsung des aufsteigenden mit dem absteigenden Schenkel (Payrsche Stenose, Arch. f. klin. Chir. 3, 77. Bd.) herbeiführen und dadurch „Okklusionskrisen" bewirken können. Vom röntgenologischen Standpunkte ist nur zu sagen (und es ist dies auch

schon im Kapitel I erwähnt worden), daß wir in der Flexura lienalis
sehr oft persistente, große Gasansammlungen antreffen. Dilatation und
Gasblähung des Transversumschenkels können dann eine Art pneu-
matischer Ventilstenose erzeugen. Es mag dies der Grund sein,
warum bei Leuten mit Neigung zur Flatulenz so typisch die Klage
über durchdringende Schmerzen links oben wiederkehrt.

e) Kolon descendens.

Das Colon descendens zeigt in bezug auf seine Lage und Form nur
sehr geringe Varianten, was zum Teil in der Kürze seines Mesenteriums
begründet ist. Die Anatomen bezeichnen es „als fast immer leer und
kontrahiert". Röntgenologisch kann dieser Behauptung nicht zugestimmt
werden. Bei Durchleuchtungen finden wir im Colon descendens wismuthaltigen Kot, nicht viel anders als in den übrigen Dickdarmteilen.

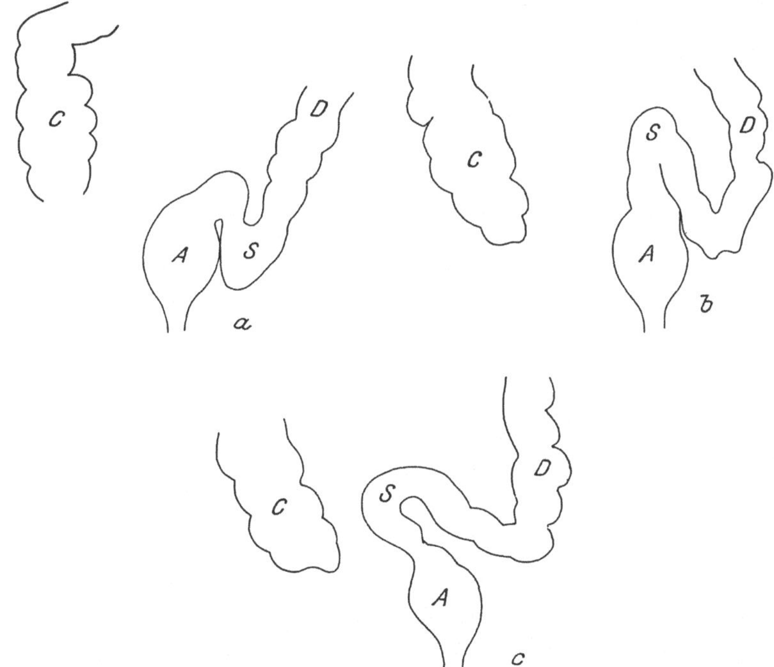

Abb. 20. Häufige Varianten des Sigmoideums. C = Coecum-Ascendens, A =
Ampulla recti, S = Sigma.

f) Kolon sigmoideum.

Das Colon sigmoideum dagegen bietet wiederum eine Fülle von
Varianten in bezug auf Dimension und Situation. Brosch sagt: „Wenn
man die kürzesten Sigmoideumformen als die normalen Bildungen an-

sieht, so findet man weit häufiger als diese Norm, Sigmoidea, welche die doppelte, ja sogar drei- bis vierfache Länge aufweisen. Hand in Hand gehen die mannigfachsten Verlagerungen. Schon Engel (1865) gibt an, daß man das Sigmoideum in jedem Teile der Bauchhöhle gelegentlich antreffen könne."

Die höchsten Grade von Sigmoideumabnormitäten, das „Makro- und Megasigmoideum" wollen wir in einem gesonderten Kapitel besprechen, weil es sich dabei um Verhältnisse handelt, die zu mannigfachen Krankheitsäußerungen führen, daher als pathologisch aufzufassen sind. Hier sollen nur die zwei allerhäufigsten Abweichungen beschrieben werden, bei denen das Sigmoideum infolge größerer Längenentwickelung entweder von oben (Abb. 20b) oder gar von der rechten Seite her (Abb. 20c), anstatt wie normal von links her (Abb. 20a), in das Rektum einmündet.

Auf die Art kommt es, daß wir häufig genug bei der Durchleuchtung Kontrastkotschatten im Sigmoideum hart neben dem Cökum antreffen (Abb. 20c).

g) Rectum.

Was das Rectum anlangt, so ist zu sagen, daß dessen oberer Teil, die sog. Ampulle, im Verein mit dem Sigmoideum die Hauptablagerungsstätte der Kontrastkotmassen vor der zu erwartenden Defäkation bildet. Man sieht daher hier große, klumpenartig geformte Schatten, die sich aus den miteinander konfluierenden Sigmoideum- und Rektumpartien zusammensetzen. Das untere Rectum ist meist leer. Bisweilen aber gewahrt man einen birnstielförmigen Ausläufer von Kontrastkot in dasselbe vorgeschoben.

V. Die Bewegungen des Dickdarms.

a) Passive Bewegungen.

Es ist schon erwähnt worden, daß Füllungsänderungen des Magens zu Verschiebungen, insbesondere des Querkolons, führen. Dasselbe gilt bei den engen räumlichen Beziehungen der Baucheingeweide mutatis mutandis natürlich auch in gewissem Grade vom Dünndarm. Gas- oder Chymusgehalt der einzelnen Schlingen beeinflußt den Situs von Nachbarschlingen und es darf als sicher angesehen werden, daß mit dem jeweiligen Stande der Dünndarmfüllung auch die Kolonlage Schwankungen unterworfen ist.

Eine zweite und zwar rhythmische Art passiver Bewegungen des Dickdarms wird durch die Respiration bewirkt. Bei jeder Einatmung rückt, wie man jederzeit bei der Durchleuchtung sehen kann, das Querkolon gleichzeitig mit dem Zwerchfelle nach abwärts, um bei der Ausatmung wieder an seine frühere Stelle zurückzukehren. Flexura hepatica und Flexura lienalis beteiligen sich gleichfalls an diesen Bewegungen, während die mehr im Unterbauchraum gelegenen Kolonanteile, Coecum, Ascendens, Descendens, Sigmoideum weniger oder gar nicht von ihnen betroffen werden. Je näher ein Darmabschnitt dem Zwerchfell liegt, desto mehr steht er naturgemäß unter dem motorischen Einflusse desselben.

Die passiven respiratorischen Bewegungen des Kolons dürften nicht ganz ohne Wirkung auch auf den Dickdarminhalt sein. Mit jeder Inspiration steigt der intraabdominelle Druck und zwar in den höheren Partien mehr als in den tieferen. Daß derselbe sich auch auf den Innenraum des Darmrohres fortpflanzt, kann man an gashaltigen Kolonpartien bei der Durchleuchtung ganz gut wahrnehmen. Die Gasblasen in den Flexuren werden inspiratorisch kleiner, um sich exspiratorisch wieder auszudehnen. Auch akustisch läßt sich dies öfters an rhythmisch mit der Respiration einhergehenden, gurrenden und knackenden Geräuschen erkennen. Für die leichtbeweglichen Gase muß die unaufhörliche Wiederkehr dieser Druckschwankungen zweifellos auch eine gewisse Triebkraft bedeuten. Für konsistenteren Koloninhalt aber natürlich nur in sehr beschränktem Maße.

Die palpatorische Inhaltsverschieblichkeit des Kolonkontentums ist ungemein gering. Während wir z. B. am Magen durch einfachen Fingerdruck die breiig weiche Wismutmahlzeit nach allen möglichen Richtungen verdrängen können, gelingt dies schon im Coecum-Ascendens, wo die Chymuskonsistenz doch auch eine flüssige ist, nicht mehr. Selbst durch kräftigen Druck sind wir nicht imstande, das Niveau des Coecum-Ascendens-Inhaltes zu heben oder gar den letzteren ins Transversum zu treiben. Ebenso verhält es sich in den distalen Kolonpartien. Die gewöhnlichen Ausstreif-(Effleurage-)Manöver genügen nicht, die Schattenkotpartikel innerhalb des Kolons sichtbar von der Stelle zu rücken. Man wird deshalb die Effekte der Bauchmassage, nicht im Sinne einer direkten passiven Stuhlförderung deuten, sondern sich nur einen mechanischen Reiz für die Blutzirkulation im Darm und Mesenterium und für die aktive Peristaltik der Darmwand davon versprechen dürfen. Sehr starke und lang fortgesetzte, unter Kontrolle der Durchleuchtung ausgeübte Drucke können bei sehr weichen Bauchdecken freilich Verschiebung von Koloninhalt bewirken, das aber nur auf kurze Strecken. Groedel gelang es durch den aufgesetzten Stiel eines in voller Aktion befindlichen Vibrators, mir selbst in einigen geeigneten Fällen durch ungemein hartnäckige und kräftige Greif- und Wälzbewegungen der hakenförmig eingesetzten Fingerspitzen. Im allgemeinen aber müssen wir dabei bleiben, daß die manuelle Ausstreifung des Kolons fast gänzlich versagt. Die Ursache hierfür ist wohl darin zu suchen, daß sich der Darm mittels seiner Haustra innig an seinen Inhalt adaptiert, ihn förmlich umklammert, wobei

die zahlreichen Plicae semilunares, ebensoviele in die Kotsäule ein-
gesenkte Befestigungen darstellen. Verstreichen die Haustra, wie
dies bei Anfüllung des Kolons durch eine Irrigation bewirkt werden
kann, dann gelingt es auch sofort durch palpatorischen Druck Verschiebungen an der eingebrachten Kontrastflüssigkeit herbeizuführen..

b) Aktive Bewegungen.

1. Einleitendes.

Durchsucht man die Lehrbücher der Physiologie in der Absicht,
aus ihnen über die Peristaltik des menschlichen Dickdarms etwas zu
erfahren, so erlebt man große Enttäuschungen. Meist findet man überhaupt keinerlei präzise Angaben, die Dickdarmbewegung wird mit der
Dünndarmbewegung promiscue behandelt oder aber die Darstellung
beschränkt sich auf die Schilderung des Defäkationsaktes, wobei über
die diesem vorausgehenden Phasen der Dickdarmaktion mit dem Still-
schweigen der uneingestandenen Unkenntnis hinweggegangen wird.

Es existiert eigentlich in der ganzen vorröntgenologischen Literatur
nur eine einzige wertvolle Experimental-Arbeit über Dickdarmbewegung.
Diese Arbeit, deren richtige Würdigung Nothnagel zu verdanken ist,
stammt von van Braam-Houkgeest (Pflügers Arch. f. Phys. Bd. 6 aus
dem Jahre 1872 und Bd. 8 aus dem Jahre 1874). Die Braam-
Houkgeestschen Versuche griffen zum ersten Male zu der Methodik,
die Beobachtungen am laparotomierten Tier in einem Bade körperwarmer
Ringerlösung vorzunehmen, was die Austrocknung und Abkühlung
der Därme verhinderte. Aber trotzdem Nothnagel (Beitr. z. Physiol.
u. Pathol. d. Darmes 1884) die Braam-Houkgeestschen Resultate
aus eigener Wiederholung vollkommen bestätigte, scheute man dennoch
davor zurück, die Ergebnisse dieser Untersuchungen auf den Menschen zu
übertragen. Die Experimente waren eben an Tieren angestellt und so große
Ähnlichkeiten den Bewegungen des Magens und Dünndarms bei
Mensch und Tier zukommen, so wenig gilt dies für den Dickdarm.
Erst kürzlich hörten wir von Magnus (Deutsch. Kongr. f. inn. Med.
1912, S. 49) den Satz aussprechen: „Was die Bewegungen des Dickdarms
anlangt, so sind diese bei den verschiedenen Tierarten so verschieden
und sowohl die anatomischen Anordnungen als einzelnen Bewegungs-
mechanismen zeigen so große Unterschiede, daß man nicht von einer
Tierart auf die andere und auch nicht auf den Menschen Analogie-
schlüsse machen darf.‟

Es ist unter solchen Umständen klar, daß die röntgenologische
Methode, in ein nahezu unbekanntes Gebiet eindringend, ein günstiges
Arbeitsfeld vorfand. Man kann ohne Übertreibung sagen, daß wir überhaupt erst durch die Röntgenuntersuchung in die Lage versetzt worden
sind, den Aktionsmodus des Kolons beim Menschen kennen zu lernen.

2. Bemerkungen über Muskulatur und Innervation des Dickdarms.

Das Kolon besitzt ebenso wie der übrige Magendarmkanal eine innere, zirkuläre und eine äußere, longitudinale Muskelschichte. An drei Stellen der Zirkumferenz verdickt sich die longitudinale Muskelschicht zu den drei Tänien, die kürzer sind, als der Abschnitt des Darmrohrs, den sie durchlaufen, so daß zwischen den Tänien eine Raffung der Wand (Haustrenbildung) in der Art eines Puffärmels auftritt. „Die Längsmuskulatur ist aber" — Rost (Arch. f. klin. Chir. 98, S. 987) — „nicht nur, wie man in den meisten Lehrbüchern liest, in Tänien angeordnet, sondern umgibt den ganzen Darm schalenförmig mit einzelnen, durch dazwischen liegendes Bindegewebe getrennten Strängen." An den Tänien ist das Verhältnis von Längs- und Ringmuskulatur 1 : 1, zwischen den Tänien $\frac{1}{2}$: 1.

Die Falten (Plicae semilunares), in die sich die Darmwand zwischen den Tänien wegen deren Kürze legen muß, sind also nicht Schleimhautduplikaturen, sondern es nehmen alle Schichten der Wand an ihrer Bildung teil. „Entfernt man die Längsmuskulatur (Rost), so verstreichen die Haustra und der Darm wird länger." Wir können röntgenologisch bestätigen, daß bei passiver Dehnung der Längsmuskulatur mittels eines Einlaufes gleichfalls Verstreichung der Haustra eintritt.

Es soll hier die wichtige Feststellung von Rost erwähnt werden, daß glatte Muskelfasern auch im Mesokolon transversum fast regelmäßig, seltener im Mesocolon ascendens und descendens vorkommen. (Die Bedeutung dieses Befundes für die Frage der großen Riederschen Pendelbewegungen wird an späterem Orte behandelt werden.)

Am Rektum fließen die Tänien zusammen. Daher fehlen hier auch Haustren. Die Ringmuskulatur verdickt sich in der Höhe des Anus zum Sphinkter internus, in dessen Nachbarschaft der schon aus quergestreiften Muskelbündeln bestehende Sphinkter externus und der Levator ani liegt, welche beide willkürlich dem Stuhldrang entgegenarbeiten können.

Was die Nervenversorgung des Kolons betrifft, so schöpfen wir unsere Kenntnisse hauptsächlich aus einer erst kürzlich erschienenen Arbeit von L. R. Müller (Deutsch. Arch. f. klin. Med. 105, 1912) „Über die antagonistische Innervation des Darmes". Abgesehen von den autochthonen, in der Darmwand gelegenen Ganglien des Auerbachschen und Meißnerschen Plexus besitzt das Kolon Nervenstränge, die einerseits vom Sympathicus, andererseits vom Vagus und vom Plexus sacralis (autonomes System H. H. Meyer) zu ihm ziehen. „Diese letzteren (vom Plexus sacralis stammenden) werden meist unter dem Namen Nervus erigens zusammengefaßt; die von Langley gewählte Bezeichnung „Nervus pelvicus" scheint aber, da die Nervenbündel durchaus nicht alle mit der Erektion zu tun haben, glücklicher" (Müller).

Umständliche Untersuchungen, deren Details hier übergangen werden müssen, haben mit einiger Wahrscheinlichkeit das durch nebenstehendes Schema verdeutlichte Verhältnis dieser einzelnen Nervengruppen zueinander ergeben (Abb. 21).

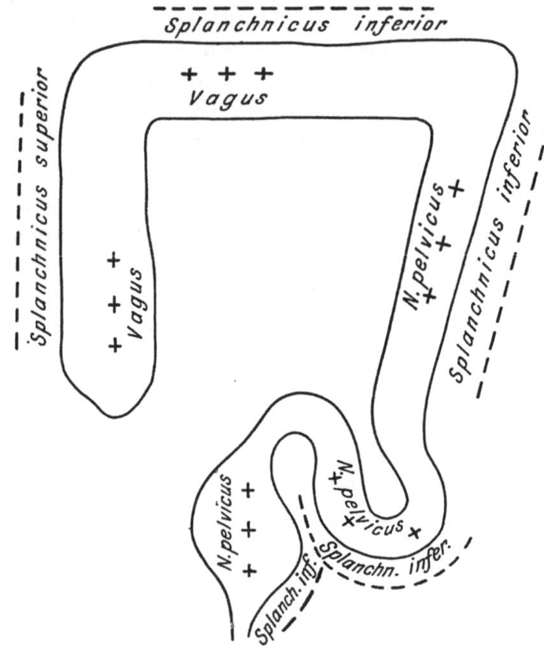

Abb. 21. Schema der Innervation des Dickdarms. Die Minuszeichen bedeuten „hemmend", die Pluszeichen „erregend".

Reizung der Splanchnici (Sympathicus) bewirkt Hemmung der Darmbewegung und Blässe der Schleimhaut. Das Colon ascendens versorgt der Splanchnicus superior, das übrige Kolon der Splanchnicus inferior.

Reizung des Vagus oder Pelvikus bewirkt Peristaltik der Längs- und Ringmuskulatur und Rötung der Schleimhaut. Der Vagus versorgt Ascendens und Transversum. Das Descendens, Sigma und Rektum aber ist das besondere Innervationsgebiet des Nervus pelvicus. Der Pelvikus vermittelt auch den eigentlichen „Stuhldrang", der von der Rektalschleimhaut ausgelöst wird. Diese ist zwar gegen Berührung, Wärme und Kälte unempfindlich, leitet aber schon unbedeutende Spannungsunterschiede (Zimmermann, Grenzgebiete Nr. 29, 1909) zum Bewußtsein über.

Die peristaltikauslösenden Momente in den proximal vom Rektum gelegenen Dickdarmpartien entziehen sich unserer subjektiven Empfindung, sie wirken rein reflektorisch. Sie sind mechanischer (Distension nach Stierlin, Ergebn. d. inn. Medizin 1913, Bd. 10) und chemischer Natur (z. B. gewisse Abführmittel). Das will jedoch nicht sagen, daß die Dickdarmbewegungen selbst von uns nicht gelegentlich verspürt werden können. Übersteigen die Kontraktionen ein gewisses Maß und werden sie tonisch, so entwickeln sich die sog. Kolikempfindungen und Kolikschmerzen. Es ist viel über die Genesis dieser Schmerzen geschrieben worden, die ja insofern etwas Rätselhaftes besitzen, als die Darmwand selbst gegen Zerschneiden unempfindlich ist. Die Lösung der Frage hat wohl Trapping (zitiert nach Müller) gegeben, der die Kolikschmerzen den Schmerzen beim Wadenkrampf gleichstellt. Auch der Wadenmuskel ist unempfindlich und erzeugt bei normaler Tätigkeit keinerlei Sensationen. Erst der Krampf macht den bekannten lebhaften Schmerz.

Doch nicht nur von der Schleimhaut aus reflektorisch, sondern auch zentripetal vom Zerebrum kann Splanchnicus und Vagus-Pelvicus beeinflußt werden. So können durch psychische Emotionen bald Diarrhöen (Vagus Pelvicus-Reizung oder Splanchnicuslähmung), bald Verstopfung (Splanchnicusreizung oder Vagus Pelvicus-Lähmung) zustande kommen.

3. Die kleinen kontinuierlichen Bewegungen des Kolons (vgl. Schwarz, Münch. med. Wochenschr. 1911, 28).

Paust man sich die Konturen eines beliebigen mit Contraststuhl gefüllten Dickdarmabschnittes auf eine dem Durchleuchtungsschirm bedeckende Glasplatte und wiederholt dies in Abständen von fünf zu

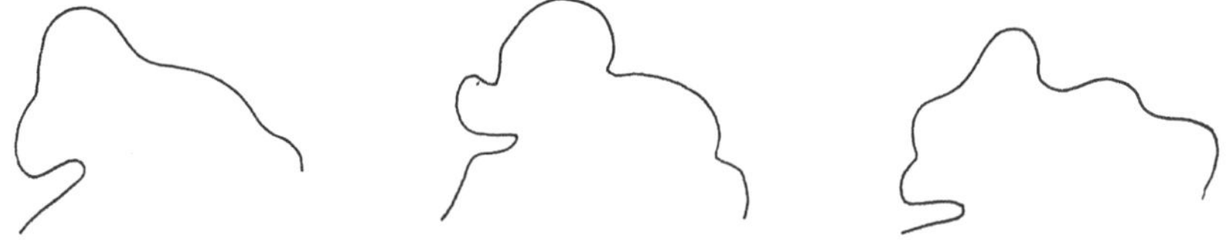

Abb. 22. Konturveränderungen an der flexura hepatica, in Zwischenräumen von je 5 Minuten gepaust.

fünf Minuten, so findet man mit absoluter Regelmäßigkeit, daß sich die Umrisse jedesmal verändert haben, daß die „Haustrenzeichnung" eine andere geworden ist (Abb. 22). Auch photographisch hat Rieder (Fortschr. XVIII. 2) in allerdings halbstündigen Intervallen gezeigt, daß die Dickdarmkonturen einem fortwährenden Wechsel unterworfen sind. Wenn diese Tatsache unserer Kenntnis verhältnismäßig lange verborgen blieb, so liegt dies daran, daß diese kontinuierlichen Bewegungen äußerst langsam vor sich gehen und nur sehr geringe Exkursionen besitzen. Das Auge ist nicht imstande, ganz minimale Ortsveränderungen als Bewegung wahrzunehmen. Si licet parva componere magnis — so sei nur daran erinnert, daß wir wohl den jeweils verschiedenen Stand der Gestirne, nicht aber die Bewegungen derselben als solche unmittelbar perzipieren können.

„Man konnte zwar durch Aufnahmen zu verschiedenen Zeiten das Resultat der Inhaltsverschiebungen am Dickdarm genau kontrollieren, doch waren einerseits die Konturen des Plattenbildes so scharf und schien andererseits das Schirmbild so unbeweglich, daß man bezüglich der menschlichen Dickdarmbewegungen wieder vor einem Rätsel stand", sagt Stierlin in seiner Monographie „Über chronische Funktionsstörungen des Dickdarms" (Erg. f. inn. Med. u. Kinderheilk. Bd. 10, S. 396). Dieses Rätsel ist aber eben nur ein scheinbares. Schirmpause und Serienphotographie zeigen uns immer kontinuierliche, kleine Bewegungen. Auch direkt kann man sie unter günstigen Umständen bei größerer Übung bisweilen sehen. Denn ihre Intensität ist nicht immer gleich, sondern unterliegt periodischen Steigerungen.

Nachdem wir uns also vorerst davon überzeugt haben, daß das Kolon niemals ganz in Ruhe, sondern durch die kleinen kontinuierlichen Bewegungen stets und überall in einer langsamen Aktion begriffen ist, fragen wir uns, welche Richtung diese kleinen kontinuierlichen Kontraktionen besitzen. Die sorgfältigsten Beobachtungen am Röntgenschirm konnten mir nicht ergeben, daß den kontinuierlichen kleinen Bewegungen eine bestimmte Richtung zukomme[1]). Die langsamen Einziehungen und Ausstülpungen der Haustra gehen sowohl analwärts, als oralwärts vor sich. Natürlich läßt sich aus der bloßen Verfolgung der Konturänderungen nicht ermitteln, ob die Kontraktionen in der einen oder anderen Richtung mit größerer Kraft erfolgen. Wir haben aber Grund zur Annahme, daß auch dies wechselnd sei. Versucht man die Exkursionen der kleinen Bewegungen graphisch darzustellen, so gelangt man dazu, bald eine rein lokal bleibende Vertiefung und Wiederabflachung einer zirkulären Einschnürung (Abb. 23), also eine Art stehender Welle, bald eine 3—4 mm weit oral- und anal-gerichtetes Wandern um einen Fixpunkt (Abb. 23) anzunehmen, wobei gleichfalls Vertiefung und Verflachung abwechselt.

Worin besteht nun der Effekt der kleinen Bewegungen? Um sich von ihm eine Vorstellung zu machen, folge man mir in dem nachstehenden, vielleicht etwas drastisch anmutenden Versuche.

Ich nehme einen Klumpen ganz weichen, halbflüssigen Lehms in die Hand und vollführe mit den vier Fingern unausgesetzt knetende

---

[1]) v. Bergmann und Katsch haben auf dem Röntgenkongreß 1913 berichtet, daß sie neben unregelmäßiger Haustrenbewegung auch regelmäßige, in ein und derselben Richtung erfolgende „isomorphe Haustration" („Haustren fließen") beobachtet hätten.

Bewegungen bald in der einen, bald in der anderen Richtung. Damit
habe ich ein Modell der Dickdarmaktion geschaffen. Der Chymus
ist bekanntlich im Anfangsteil des Kolon, im Cöcum und Ascendens
noch nahezu flüssig, wird aber weiterhin durch die resorptive Funktion
der Darmwand immer fester. Den Chymus stellt mir der halbflüssige
Lehm bei, die Wärme meiner Hand, durch die das Wasser allmählich

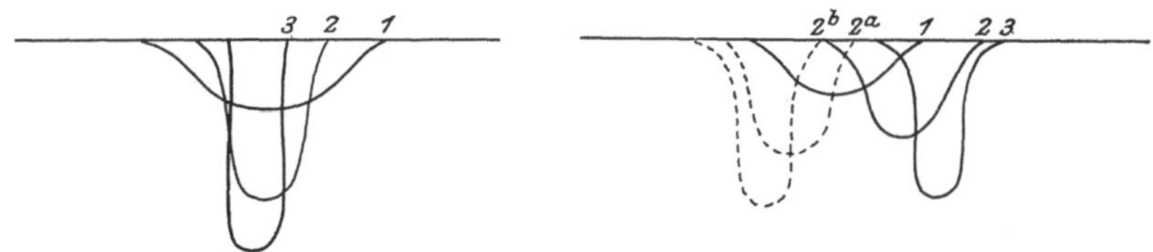

Abb. 23. Schema der Exkursionen der kleinen Bewegungen. Links: Lokale
Vertiefung. Rechts: Vertiefung und Hin- und Herwanderung.

verdunstet, wirkt analog der Resorption, meine Fingerbewegungen
schließlich repräsentieren die unablässig arbeitenden kleinen Kolonkontraktionen.

Solange der Lehm noch flüssig ist, also wie der Chymus im Cöcum
und Ascendens, bewirkt meine Knetarbeit nur eine innigere Durchmischung. (Der Lehmbrei bleibt formlos und schmiegt sich der jeweiligen Configuration meiner Hohlhand an). Ganz ebenso fungieren die
kleinen Kolonbewegungen im Cöcum und Ascendens. Man betrachte
Abb. 24; diese Abb. wurde in der Weise gewonnen, daß um die fünfte
Stunde nach Einnahme der Bismutmahlzeit zwei Röntgenphotographien
vom Coecum-Ascendens eines und desselben Individuums in identi-
scher Körperstellung und Respirationsphase aufgenommen wurden, und
zwar das zweite zehn Minuten später als das erste. Diese Bilder
wurden mit allen Details auf ein Liniennetz übertragen. Die weißen
Partien bedeuten Wismutchymus, die dunkeln Inseln teils kleine Gasbläschen, teils nicht wismuthältigen Inhalt, der dort von früheren
Mahlzeiten her naturgemäß noch anwesend sein mußte.

Vergleicht man nun das Bild I mit dem Bilde II, so konstatiert man:

1. Die Haustrenzeichnung hat sich geändert. (Kleine Bewegungen.)

2. Die dunkeln Inseln im Innern des Wismutchymus sind bei II
nahezu verschwunden, sie haben jedenfalls eine weitgehende Verringerung erfahren, d. h. die Vermischung des Kontrastchymus mit dem
normalen Coecum-Ascendens-Kontentum ist eine innigere geworden.

Es ist aber überdies nicht zu verkennen, daß der Coecum-
Ascendens-Schatten im Bilde II etwas schmäler geworden ist, daß
also eine Reduktion des Chymusvolumens stattgefunden hat, die
wir auf Eindickung zurückführen müssen. Die beiden Bilder sind
während eines Zeitraumes aufgenommen worden, in welchem kein

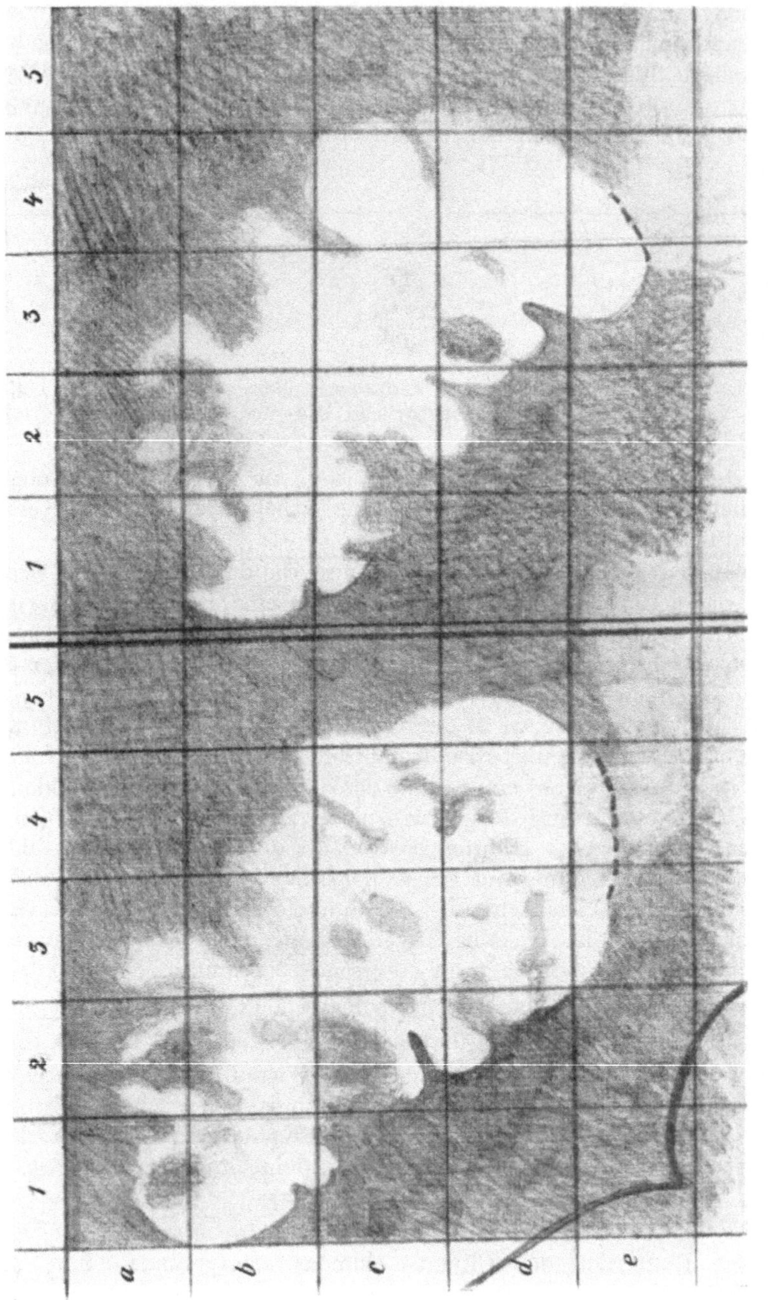

Abb. 24. Coecum- und Ascendens-Schatten-Strukturbild. II ist 10 Minuten später als I aufgenommen.

neuer Dünndarminhalt ins Coecum-Ascendens übertrat[1]). Dadurch kam neben der Mischung auch die Eindickung unverdeckt zur Anschauung. Zum Verständnis der Abhängigkeit dieser Eindickung von der Intensität der Haustrenbewegungen bietet uns unser Versuch gleichfalls gute Gelegenheit. Verstärke und beschleunige ich die Knetbewegungen meiner Finger, so kommen immer mehr und mehr Partikel (auch aus der Tiefe des Lehmbreis) mit meiner warmen Hautoberfläche und der atmosphärischen Luft in Berührung. Es ist klar, daß bei frequenterem und stärkerem Kneten die Vertrocknung des Lehms eine raschere sein wird, als wenn ich nur schwache Bewegungen vollführe oder die Masse gar unbeweglich in meiner Hand einschließe. Wir können ohne weiteres annehmen, daß auch den Haustrenbewegungen eine um so größere eindickende Wirkung zukommt, je intensiver und frequenter sie sind.

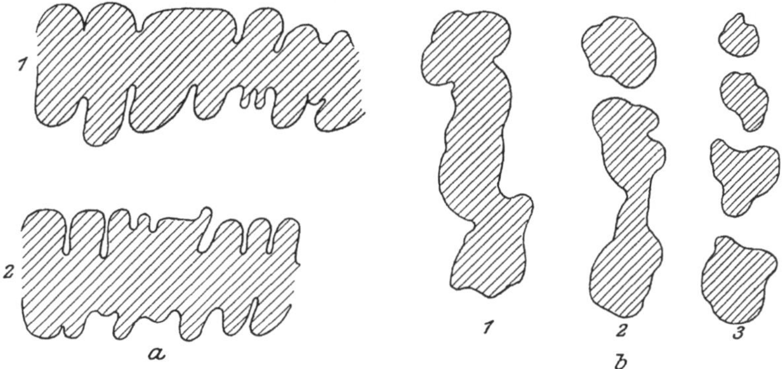

Abb. 25. Effekte der kleinen Bewegungen. a am Querkolon (2 ist eine Viertelstunde später als 1 aufgenommen). b am Kolon descendens (1, 2, 3 sind in viertelstündigen Intervallen aufgenommen).

Führen wir nun unseren Vergleich weiter: Je fester unter dem Einflusse der Verdunstung der geknetete Lehm wird, desto mehr gewinnen die ihn bearbeitenden Finger einen formativen Einfluß auf ihn. Die Masse ist nicht mehr flüssig, sondern plastisch, der Fingerdruck hinterläßt bleibende Spuren in ihr. So ähnlich stellen sich die Verhältnisse im Colon transversum. Hier ist die Stuhlsäule schon konsistenter, durch die „haustralen" Einschnürungen charakteristisch geformt, wohl im Zentrum noch zusammenhängend, an den Rändern aber bereits in isolierte Gebilde aufgelöst (Abb. 25 a).

Nimmt die Eindickung noch höhere Grade an und arbeiten meine Finger — um beim Lehmversuch zu bleiben — unverdrossen kräftig

---

[1]) Kaestle und Brügel zeigten, daß sich das Einfließen des Ileumchymus ins Coecum-Ascendens nicht kontinuierlich, sondern mit längeren Unterbrechungen vollzieht.

weiter, so wird es schließlich zu einem Stadium von Trockenheit der Masse kommen, in welchem diese sich in meiner Hand in einzelne isolierte Brocken oder Knollen auflöst. So sehen wir auch am Ende des Querkolons und im Descendens meist schon isolierte, knollige oder bröcklige Kontraststuhlpartikel sich bilden, deren Konturen aber gleichwohl nicht unveränderlich sind, sondern von den kleinen Bewegungen noch immer einer fortwährenden Umformung, Vereinigung und Trennung unterzogen werden (Fig. 25b).

Wir glauben nunmehr den Effekt der kleinen Bewegungen in bezug auf Mischung, Eindickung und Formung zur Genüge erklärt zu haben und wenden uns jetzt der Frage zu: Welchen Effekt haben die kontinuierlichen Kontraktionen auf die Förderung des Dickdarminhaltes?

Diese Frage ist unseres Erachtens, wie folgt, zu beantworten: Da den kleinen Bewegungen eine bestimmte Richtung nicht zukommt, sie vielmehr bald oralwärts, bald analwärts fortschreiten und zwar an ganz benachbarten Wandpartien oft in entgegengesetztem Sinne, so hängt ihr etwaiger Effekt auf die Verschiebung des Stuhles lediglich davon ab, an welcher Stelle sie kräftiger auftreten. Rekurrieren wir noch einmal auf unseren Lehmversuch: Drücke ich den kleinen Finger und den Ringfinger stärker ein als den Mittel- und Zeigefinger, dann weicht der Brei gegen den Daumen zu aus. Presse ich hingegen Zeige- und Mittelfinger fest und lüfte den Ring- und kleinen Finger, dann tritt der umgekehrte Fall ein, die Masse weicht nach dem Orte des kleineren Widerstandes aus. Dieses Beispiel zeigt uns, daß sowohl anterograde als retrograde Verschiebungen des Stuhles durch die kleinen Bewegungen bewirkt werden können[1]), daß aber streckenweise unter Umständen auch gar keine Fördereffekte auftreten werden, und zwar dann, wenn die Kontraktionen überall mit gleicher Kraft erfolgen.

4. Die sporadischen grossen Kolonbewegungen.

Wir haben im vorigen Abschnitte darauf hingewiesen, daß die kontinuierlichen Haustrenbewegungen der Beobachtung so lange Zeit hindurch entgangen waren, wegen ihrer Kleinheit und ihrer Langsamkeit. Die großen, sporadischen Kolonkontraktionen teilten das Schicksal der kleinen — (unerkannt zu bleiben) — aus dem Grunde, weil sie so selten sind und so schnell ablaufen, daß man unter Hunderten von Durchleuchtungen es nur einem glücklichen Zufall dankt, sie das eine oder das andere Mal auftreten zu sehen. Dies gilt natürlich bloß für die spontanen großen Kontraktionen. Künstlich kann man sie sich durch Reizklysmen jederzeit hervorrufen, wie wir noch später hören werden.

---

[1]) Im Kolon descendens sah ich öfters Stuhlknollen unter dem Einfluß kleiner Bewegungen plötzlich um 1—2 cm tiefer schnellen.

Der erste, der spontane, große Kolonbewegungen beschrieb, war Holzknecht (Münch. med. Wochenschr. 1909, Nr. 47). Er schilderte das Phänomen in der Weise, daß während der Durchleuchtung die haustrale Segmentation des Colon transversum plötzlich verschwand, worauf blitzartig rasch dessen Inhalt ins Descendens hinüberrückte. Hier bildete sich zunächst eine haustrenlose Wurst aus, an der aber sehr bald und zwar gleichzeitig an allen Stellen der Zirkumferenz wieder die haustrale Segmentation auftrat. Das Colon transversum blieb leer. Auch im Ascendens sah Holzknecht einmal einen ähnlichen Vorgang.

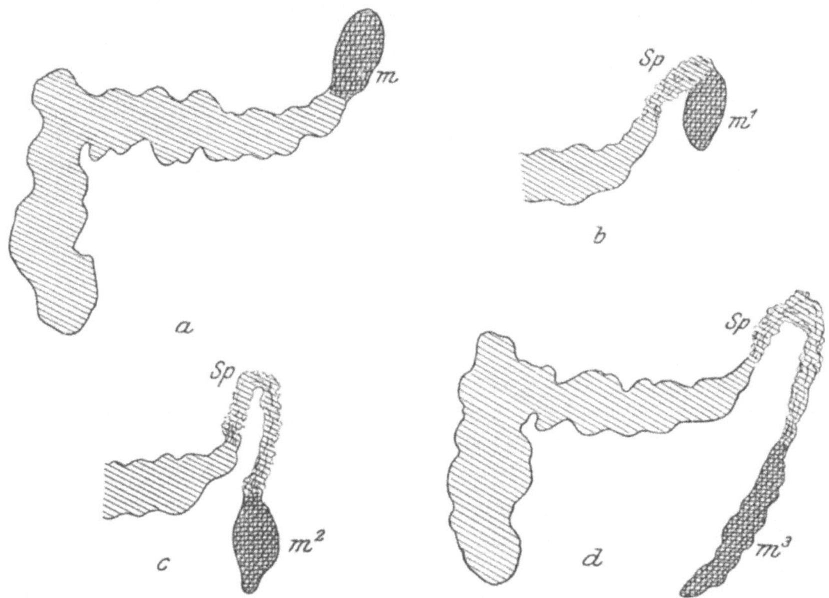

Abb. 26. Spontane große Kolonbewegung. m, m_1, m_2, m_3 = wandernde Stuhlmasse; Sp = Spuren hinter der gewanderten Masse.

Die nächste Beobachtung spontaner großer Kolonbewegungen stammt von Fischl und Porges (Prag), (Münch. med. Wochenschr. 911, S. 2063). Diese Autoren sahen, wie sich bei einer konstipierten Frau mit Transversoptose vom Ende der Transversumfüllung während der Durchleuchtung ein „Stuhltropfen" loslöste, langsam „wie ein Fisch im Wasser schwimmend", den linken Transversumschenkel hinaufstieg, die Flexura lienalis passierte und im Sigmoideum schließlich liegen blieb. Nach einigen Minuten soll sich noch eine zweite derartige Bewegung an dem nächstfolgenden Kontraststuhl-„Tropfen" des Transversum eingestellt haben.

Zwei weitere direkte Schirmbeobachtungen spontaner großer Kolonbewegungen seien im folgenden beschrieben. Sie stammen aus jüngerer

Zeit, und sind vielleicht in den Details etwas genauer als die bisher zitierten, weil sie mir eben infolge besserer Kenntnis der Dickdarmaktion nicht mehr überraschend kamen.

Beobachtung I. 31 jähriger Mann mit regelmäßiger, täglich einmal (des Morgens) erfolgender Stuhlentleerung. Der Patient erhielt zwecks einer Magenuntersuchung um 10 Uhr 30 Minuten vormittags eine Wismutmahlzeit. Nachmittags um 4 Uhr 30 Minuten, also sechs Stunden nachher, zeigte sich der Magen und Dünndarm schon wismutfrei. Das Kolon aber war in zusammenhängender Säule bis ans Ende des linken Transversumschenkels gefüllt (Abb. 26a). Während der Durchleuchtung sehe ich nun, wie das in der Figur doppelt schraffierte Kontraststuhlstück am Ende des Querkolons (ca. drei Querfinger lang) plötzlich zu wandern anfängt, ganz langsam zur Flexura lienalis aufsteigt und sie überwindet (Abb. 26b m), dann ins Colon descendens übertritt (Abb. 26c m_2) und sich dort immermehr in die Länge zieht (Abb. 26d m_3). Dabei hinterläßt der wandernde Partikel Spuren. Die neuangekommenen Massen werden sogleich durch direkt sichtbare kleine Bewegungen umgeformt, so daß ihr Kontur fortwährend wechselt. Der ganze Vorgang löste bei dem Patienten nicht die mindeste Sensation aus und dauerte ca. acht Sekunden.

Beobachtung II. 33 jähriger Mann, Ulkusbeschwerden, gewöhnlich drei Tage konstipiert, dann Stuhl. Gestern zwei flüssige Entleerungen. Zu Beginn der (zum zweiten Male vorgenommenen) Magenuntersuchung erblickt man das Querkolon bandförmig breit ohne starke Kerbung, ohne sichtbare Haustrenaktion mit Bariumsulfatstuhl vom Tag vorher gefüllt. In der Flexura lienalis viel Gas (Abb. 27a). Patient erhält nun eine neue Bariumsulfatmahlzeit, zu deren Verzehrung er ungefähr vier Minuten benötigt. Bei der unmittelbar darauf vorgenommenen Durchleuchtung zeigt sich ein ganz verändertes Bild. Der Querkoloninhalt ist zu einem spindelförmigen Klumpen gegen die Flexura lienalis hin vor- und zusammengeschoben, im Querkolon selbst finden sich sonst nur ganz dünne (kaum federkiel-breite) Spuren (Abb. 27b). An dem Klumpen werden sehr kräftige, kleine Bewegungen direkt sichtbar. Nun aber beginnt eine langsame Umkehr der Aktion, so daß nach weiteren drei Minuten ein retrograder Transport in die frühere Stellung erfolgt ist (Abb. 27c), wobei wiederum sehr lebhafte Haustrenbewegungen sich direkt wahrnehmbar machen.

Fassen wir nun kurz zusammen, was diese beiden Beobachtungen uns lehren, so wäre zu sagen:

1. Die spontanen großen Kolonbewegungen erfolgen in ziemlicher Schnelligkeit, aber nicht blitzartig.
2. Sie betreffen verschieden lange Stuhlstücke (Beob. I ca. 4 cm — Beob. I ca. 17 cm).
3. Ihre fördernde Wirkung ist verschieden groß (Beob. II vom Ende des Querkolon bis zum Beginn des Sigmas — Beob. II nur 12 cm.

4. Sie hinterlassen eine Spur auf dem durchmessenen Wege (Ab-
bröckelung) von wechselnder Stärke.

5. Die spontanen großen Kolonbewegungen sind unmittelbar gefolgt von verstärkten kleinen Bewegungen am
Ablagerungsorte der transportierten Kotpartie.

6. Die großen Kolonbewegungen bewirken eine Auswalzung der
transportierten Masse (Beob. I),
können aber andererseits, wenn
sich dieser letzteren ein Widerstand entgegenstellt (Beob. I,
Gasblähung der Flexura lienalis)
auch zu einer Zusammenklum-
pung führen.

7. Die großen Kolonbewegungen
sind momentan umkehrbar, so
daß ihr Fördereffekt schließlich
gleich Null sein kann (Beob. II).

Wir haben uns mit der Schilderung
und Analyse dieser zwei Fälle von direkt
gesehenen, großen spontanen Kolonbewegungen so lange aufgehalten, weil
solche Beobachtungen eben nur durch
Zufall möglich sind und darum ausge-
nützt werden müssen.

So selten es gelingt, spontane
große Kolonbewegungen direkt zu Gesicht zu bekommen, so leicht ist es
andererseits, große Kolonbewegungen
künstlich hervorzurufen. Man braucht
nur nach Verabreichung kontrasthaltiger
Speise, dann wenn das Kolon bereits
von ihr erfüllt ist, ein Reizklysma (Salz,
Seife) zu verabreichen, um jederzeit
große Kolonbewegungen zur Anschauung bringen zu können (vgl. Schwarz,
Münch. med. Wochenschr. 1911, 39).

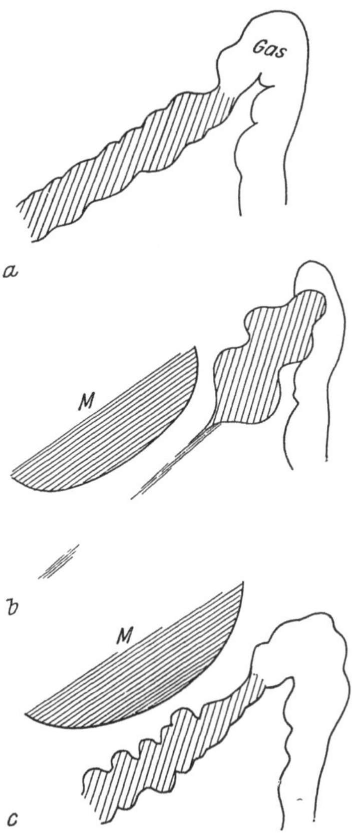

Abb. 27. Spontane große Kolonbewegung. M = Magenfüllung.

Z. B. 57 jährige Frau. 24 Stunden nach Einnahme der Wismutmahlzeit ist das Colon ascendens und das Querkolon mit Wismutstuhl erfüllt, welcher deutliche Segmentation in kranzfeigenartiger Anordnung
zeigt (Abb. 28 A). Patientin erhält nun ca. ein Halbliter Einlauf eines
Kochsalzklysmas (ein Liter 37 gradiges Wasser, eine Handvoll Salz).
Alsbald tritt Stuhldrang und Bauchgrimmen ein. Das Bild an der Flexura
lienalis und in der linken Hälfte des Querkolons verändert sich (Abb.
28 A$_1$). Das mittlere Drittel des Transversums wird in einer Ausdehnung

von ca. 10 cm schmäler (ccc), die haustrale Segmentation wird sehr undeutlich; gleichzeitig schieben sich dunkle, nach oben horizontal begrenzte Massen gegen die Flexura lienalis vor, die hell von Gas erfüllt ist. Sobald nun das Stuhlniveau die innere Umbiegungsstelle der Flexura lienalis erreicht hat, sieht man, wie der Darminhalt an der rechten Wand des Colon descendens herabtropft und sich in den haustralen Nischen desselben mehr und mehr ansammelt. Auch hier begrenzt sich die neu angekommene Wismutmasse nach oben entsprechend ihrer flüssigen Konsistenz horizontal.

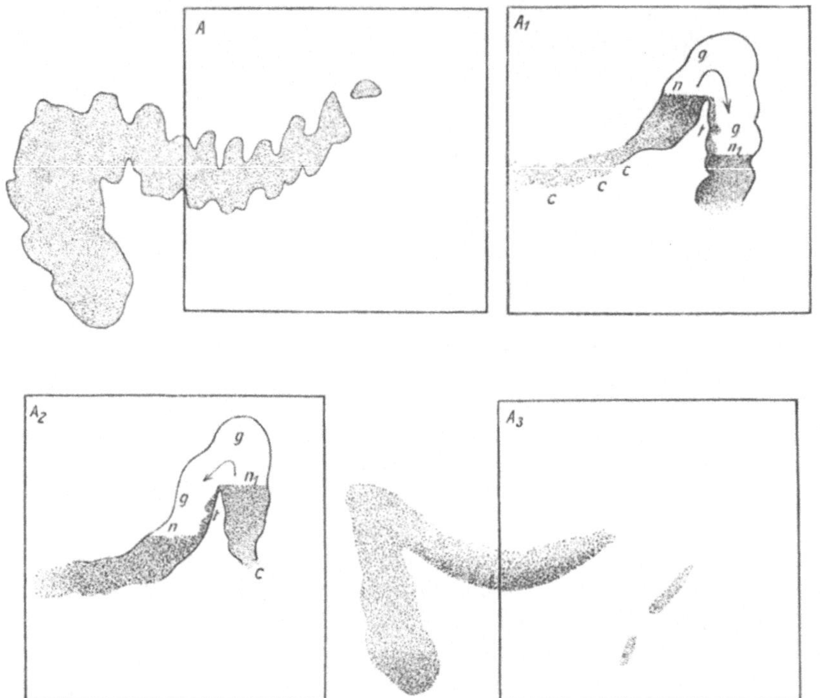

Abb. 28. Kolonbewegungen nach Reizklysma.

Nach einer Pause von ca. sechs Sekunden tritt nun eine Umkehrung der geschilderten Phänomene ein (Abb. 28 A_2). Die Flüssigkeitssäule im Colon descendens steigt langsam empor, wie von unten gehoben. Die innere Umbiegungsstelle der Flexura lienalis wird wieder erreicht und nun tropft die Wismutmasse an der linken Wand des Querkolons in letzteres zurück, das sich wieder breiter anfüllt. Dieses Spiel wiederholt sich noch zweimal, schließlich kann Patientin ihren Stuhldrang nicht länger mehr beherrschen; sie entleert aber nur wenig Stuhl, hauptsächlich Wasser. Nach der Defäkation zeigt die neuerliche Durchleuchtung einige schmale Schattenbröckel in den tieferen Partien der Flexura sigmoidea (Abb. 28 A$_3$). Das Colon ascendens und das Transversum sind breit mit Wismut erfüllt, aber nicht mehr wie früher in Feigenkranzform, sondern in gleichmäßig glattrandiger, an der oberen Grenze etwas verschwommener Konfiguration, die auf Erweichung des Inhalts zur flüssigen Konsistenz schließen läßt. Erst nach einer weiteren halben Stunde und dann noch einmal nach einer halben Stunde traten zwei ausgiebige Entleerungen verflüssigten Stuhles ein.

Diese Beobachtung zeigt ein eigentümliches Hin- und Herwiegen im Dickdarm nach Reizklysma und zwar in besonders deutlicher Weise wegen der Gasfüllung der Flexura lienalis, welche die auftretenden Niveauänderungen mit der Anschaulichkeit eines physikalischen Experimentes erkennen ließ.

Ein anderes Beispiel. 31 jährige Frau.

24 Stunden nach Einnahme der Wismutmahlzeit ist das Kolon bis zum Beginn des Descendens gefüllt (deutliche Feigenkranzformation der haustralen Segmentierung). Patientin erhält nun einen Einlauf und zwar ein Liter Wasser mit Zusatz eines Eßlöffels flüssiger Schmierseife.

Nach einer Minute heftiges Bauchgrimmen; man sieht auf dem Schirm wie das mittlere Stück des Colon transversum sich verschmälert, die Haustrenzeichnung sich ändert, undeutlich wird (Abb. 29 A). Dann wird das Lumen wieder breiter (Abb. 29 A$_1$). Dieses Spiel wiederholt sich zweimal, bis schließlich so lebhafter Stuhldrang auftritt, daß Patientin demselben nachgeben muß.

Nach der ersten Entleerung ist das Colon ascendens und die rechte Hälfte des Querkolons noch mit Wismut erfüllt (Abb. 29 A$_2$). Die Haustrenzeichnung ist verschwunden, das Kontentum also als erweicht anzusehen. Aber schon verspürt Patientin neue Krämpfe; hart am Beginn des Querkolons etabliert sich eine zirkuläre ringförmige Einschnürung (Abb. 29 E), die das Lumen bis auf Kleinfingerdicke einengt. Diese Einschnürung beginnt analwärts zu wandern. Nun erfolgt neuerliche Entleerung. Nach dieser zweiten Entleerung finden sich bei der Durchleuchtung nur mehr zwei Wismutstuhlballen im Kolon, ein größerer an der Flexura hepatica in der Dimension und Form eines Hühnereies (B), ein kleinerer nußgroßer in der Coecalgegend (C).

Patientin verspürt aber schon wieder Krämpfe, gleichzeitig beginnt der hühnereigroße Ballen zu wandern (Abb. 29 B), zuerst den rechten Schenkel des guirlandenförmig gesenkten Querkolons hinab, dann den linken Schenkel desselben hinauf, dann über die Flexura lienalis ins Colon descendens; alles in vollkommen gleichförmiger Bewegung ohne Stocken, mit der Schnelligkeit eines normalen Stuhlganges. Dabei wird der Ballen, je weiter distalwärts er gelangt, immer länglicher, bis er endlich im Sigmoideum fast bleistiftdünn ausgewalzt ist; jetzt ist aber auch die Selbstbeherrschung der Patientin zu Ende und es erfolgt eine dritte Defäkation.

Vergleichen wir diese mittels Klysma provozierten großen Kolonbewegungen mit den früher geschilderten spontanen, so ist eine große Ähnlichkeit zwischen ihnen zu konstatieren. Hier wie dort fanden wir ein gleichmäßiges Wandern und Ausgewalztwerden von Stuhlmassen über große Kolonstrecken. Nur daß entsprechend dem intensiven, künstlich gesetzten Reize und der flüssigen Konsistenz des Koloninhalts die Phänomene beim Klysma sich mit größerer Intensität und Rapidität

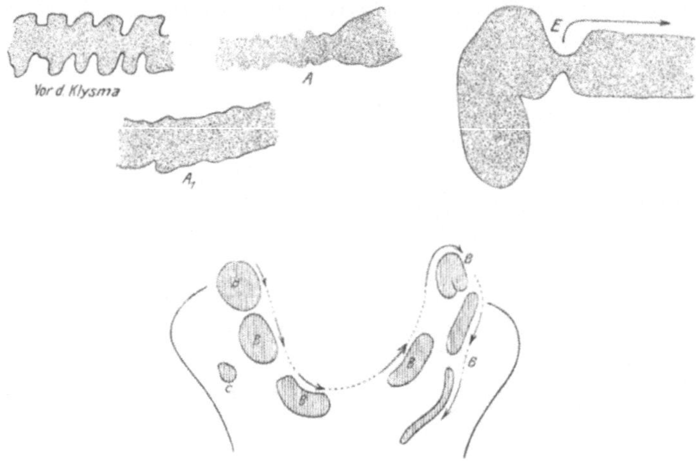

Abb. 29. Kolonbewegungen nach Reizklysma.

darboten, wie ja aus demselben Grunde im Einlaufsversuche auch die ringförmige, wandernde Konstriktion (Abb. 29 E) direkt sichtbar wurde, deren Vorhandensein wir bei den spontanen, großen Bewegungen nur erschließen konnten.

Die durch Klysma provozierten, großen, wandernden Bewegungen der Stuhlmassen dürfen wir ohne Bedenken denjenigen Bewegungen gleichsetzen, die beim natürlichen Defäkationsakte statthaben.

Die hin- und herwiegenden Bewegungen am verflüssigten Inhalte dagegen entsprechen normalen Verhältnissen nicht.

Man kann sie gelegentlich bei diarrhoischen Prozessen auftreten sehen. So zeigen die Abb. 29a und 29b auf Seite 43 zwei Photogramme, die von einer Frau mit akuter Gastroenteritis stammen. In Bild 29a liegt das Querkolon (T) mit flüssigem Kontraststuhl gefüllt da. Die liquide Konsistenz des Koloninhaltes wird ohne weiteres an der Niveaubildung erkennbar. Ja sogar Sedimentierung läßt sich

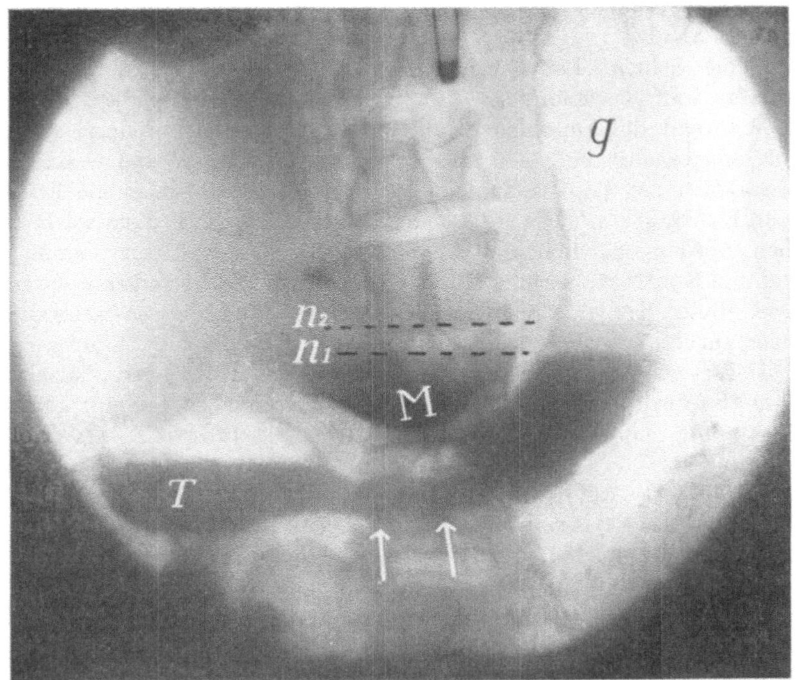

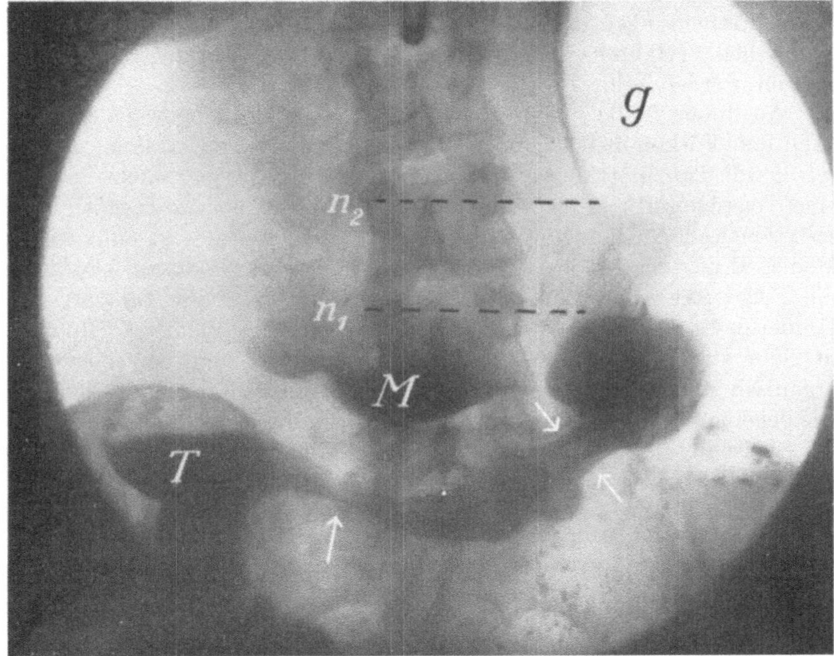

Abb. 29a und 29b. Wiegebewegung bei Gastroenteritis acuta. M = Rest im Magen, g = Gas im Transversum, T = Transversum, n_1 n_2 = wechselnde Stuhlniveaus, Pfeile = Kontraktionsringe.

nachweisen. Bis n_1 reicht kontrastmittelhältige Masse, darüber liegt noch eine Schicht kontrastmittelfreien Stuhles bis n_2 (M = Magen, G = Gas im Querkolon).

Während der Durchleuchtung entwickelte sich nun dort, wo die Pfeile angebracht sind, eine teils retrograd, teils anterograd wandernde Kontraktion des Transversums. Auf Abb. 29b sieht man die Effekte dieser Kontraktion. Die flüssigen Stuhlmassen sind distalwärts gehoben worden, n_2 höher als n_1. Die Form des Transversums ist durch die Kontraktionsringe (Pfeile) verändert. Nach einigen Sekunden lassen diese Kontraktionen nach und die Stuhlmassen schwappen wieder zurück.

Derartige „Wiegebewegungen" werden wir in ganz analoger Weise als Ausdruck krankhaft gesteigerter Peristaltik bei mit Flüssigkeitsstauung einhergehenden, stenosierenden Prozessen am Kolon wiederfinden.

Große, künstliche Kolonbewegungen erzeugten v. Bergmann und Lenz (Deutsche med. Wochenschr. 1911, 31) auf Grund einer Versuchsanordnung, der zufolge sie große Mengen Kontrastflüssigkeit mit Purgenzusatz per Einlauf ins Kolon einbrachten. Die von ihnen gesehenen Bewegungen sind im wesentlichen sehr intensive und langdauernde Wiegebewegungen. v. Bergmann und Lenz formulierten an ihnen zum ersten Male den Begriff des „retrograden Transportes". Ihre Kenntnis ist zum Verständnis mancher sonst unerklärbarer Erscheinungen des später zu besprechenden, direkten irrigo-radioskopischen Verfahrens sehr wichtig, weshalb dort darauf genauer eingegangen werden soll.

An dieser Stelle möchte ich nur noch die oft aufgeworfene Frage nach dem Vorkommen von Antiperistaltik im Kolon streifen. Ob der retrograde Transport durch wirkliche Antiperistaltik oder vielmehr durch einen passiven Rückfluß hinter einer anterograd vorschreitenden Konstriktionswelle zustande kommt, ist nicht ohne weiteres zu entscheiden. Meines Erachtens ist der retrograde Transport im Kolon am häufigsten die Folge passiven Rückflusses, bewirkt durch den Eintritt eines Hindernisses für die zu fördernde Masse, sei es, daß dieses Hindernis in einer stärker kontrahierten, verstopften, geblähten, sei es in einer organisch stenosierten Darmpartie zu suchen ist. Man erinnere sich nur wie bei einer Ösophagusstenose durch kardialwärts fortschreitende Wellen, der Speisebrei retrograd gehoben wird. Ich habe schon früher erwähnt, daß stark arbeitende, kleine Bewegungen Darminhalt auch retrograd verschieben können, wenn in dieser Richtung der Kontraktionszustand an Intensität abnimmt. Bei dem Hin- und Herwiegen nach Klystieren hat es den Anschein, daß es sich dabei nicht um Antiperistaltik, sondern um Rückschwankungen unter dem Einflusse anterograd wandernder, kräftiger und ausgebreiteter Kontrakturen handelt. Ich bin da mit v. Bergmann und Lenz einer Ansicht. Dennoch konnte ich einige

Male nach Einlauf auch zweifellos antiperistaltische Aktion im Kolon sehen. Die Diskussion, ob Antiperistaltik oder nicht, hat aber schließlich keine allzu große Bedeutung. Sicher ist, daß retrograde Stuhlbewegung im Kolon vorkommt, und zwar normalerweise vorkommt. Damit können wir uns vorderhand zufrieden geben.

5. Die großen Riederschen Pendelbewegungen oder die schlangenartigen Bewegungen des Kolons.

In seinen zwei bekannten Aufnahmsserien „Über die physiologische Dickdarmbewegung beim Menschen" (Fortschr. XVIII, 2), eine Studie, auf die wir noch wiederholt zurückgreifen werden müssen, entdeckte Rieder eine eigentümliche Art von spontanen, dislokatorischen Bewegungen des Kolons, die ohne Förderung von Inhaltsmassen, einfach darin bestehen, daß eine erhebliche Lageveränderung, Krümmung und Windung der mit langem Mesokolon ausgestatteten Dickdarmpartien eintritt. Besser als Worte geben die nebenstehenden Figuren, die der ersten Riederschen Serie nachskizziert sind, eine Vorstellung von diesen Bewegungen (Abb. 30). In a liegt das Querkolon hauptsächlich oberhalb des Nabels. Eine halbe Stunde später, b, hat es sich links vom Nabel gesenkt. Eine weitere halbe Stunde später ist die rechte Hälfte des Transversums tief hinabgerückt. All das aber hat sich ohne irgendwelchen Transport von Inhalt innerhalb des Kolons vollzogen.

Diese schlangenartigen Dislokationsbewegungen des Kolons

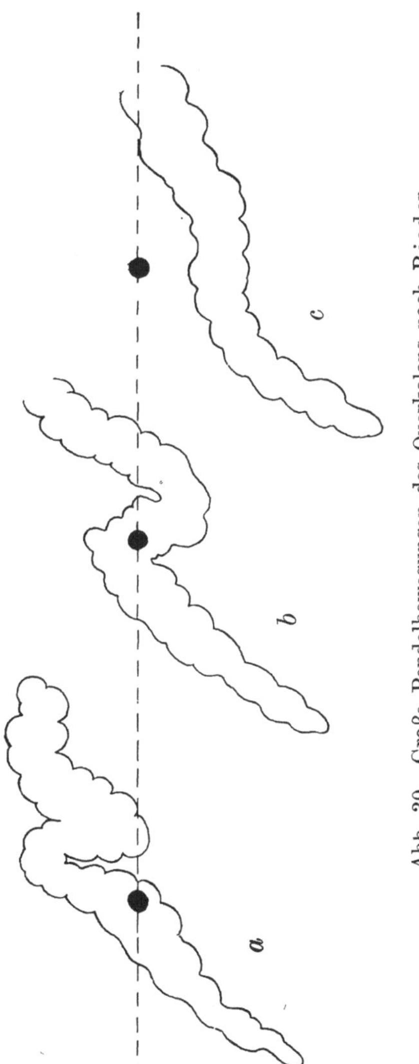

Abb. 30. Große Pendelbewegungen des Querkolons nach Rieder.

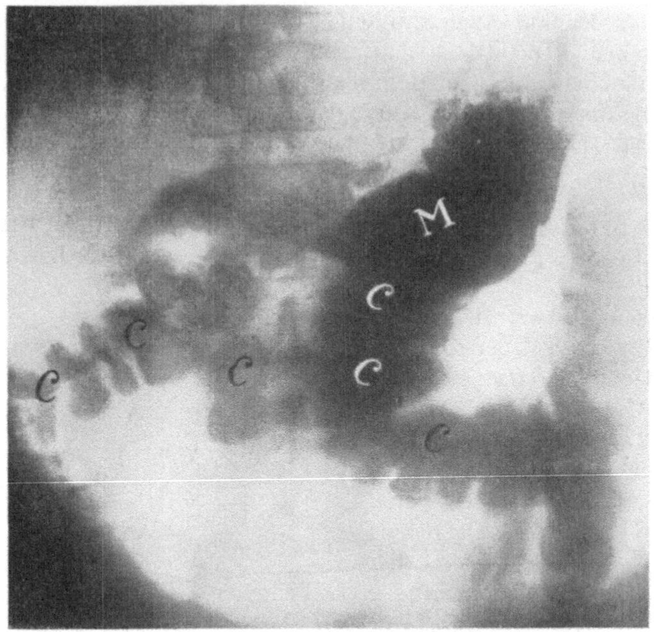

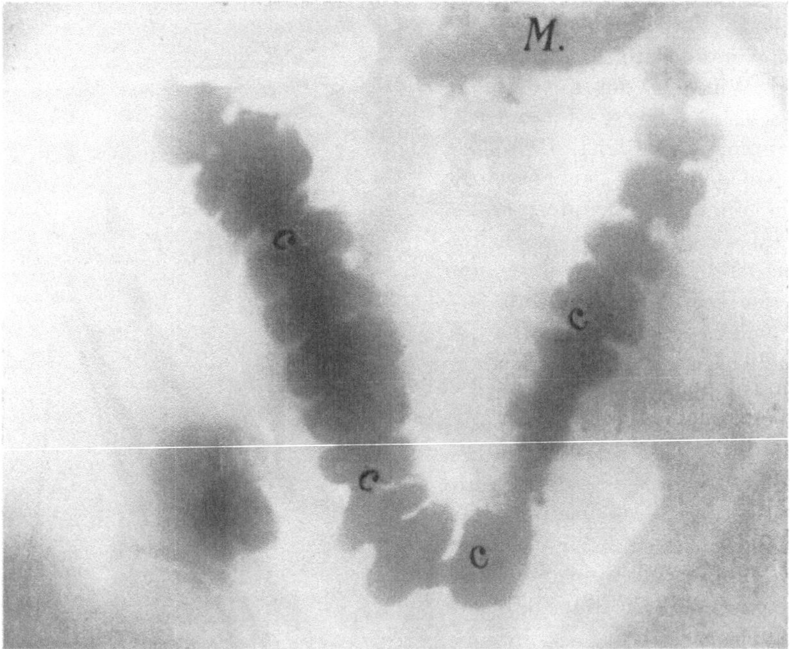

Abb. 31 und 32. Fall V. Wechselnde Querkolonlage bei einem und demselben Individuum, M = Magen, C = Kolon transversum.

kommen bei jedermann, in verschiedenem Ausmaß und mit verschiedener Häufigkeit vor. Ihre Bedeutung für die Variabilität der Kolonlage ist schon im Kapitel IV erwähnt worden. Zu welch enormen Dislokationen sie führen können, zeigt folgender Fall.

Fall V. 50jähriger Mann mit sehr heftigen Magenschmerzen. Abmagerung. Die Röntgendurchleuchtung ergibt einen nicht erweiterten Magen mit mangelhaft füllbaren, äußerst druckempfindlichem Antrum pylori, so daß der Verdacht zumindest auf ein Ulcus callosum, wenn nicht Neoplasma entsteht. Gröbere, über die Umgebung hinausgreifende, anatomische Veränderungen werden um so eher angenommen, als das Colon transversum ganz abnorm hoch in nach aufwärts geschlagenem Bogen gegen den Pylorus hin zieht und sich von diesem nicht trennen läßt. Es wird daher der Verdacht auf perigastritische Adhäsionen ausgesprochen (Abb. 31).

Operation abgelehnt.

Nach sechs Wochen strenger Ulkuskur bedeutende Besserung. Gewichtszunahme. Keine Schmerzen. Die Durchleuchtung ergibt normale Verhältnisse am Magen. Am nächsten Tage sieht man zur größten Überraschung, daß das Colon transversum nicht nur nicht hoch gelegen, sondern geradezu enorm ptotisch ist und spitzwinkelig nach abwärts zur Symphyse zieht (Abb. 32). Es hatte sich somit seinerzeit nicht um eine perigastritische Fixation des Kolons, sondern um den Effekt einer hochgradigen großen Pendelbewegung gehandelt, die damals die eigenartige Lage des Transversums hervorgerufen hatte.

Fragen wir uns nach dem näheren Mechanismus dieser Schlangenbewegungen, so ist vor allem der Gedanke naheliegend, sie mit der Tätigkeit der glatten Muskelbündel im Mesokolon in ursächlichem Zusammenhang zu bringen, deren Entdeckung durch Rost wir ja schon im Kapitel V S. 29 erwähnt haben. Welchen anderen Zweck könnten die Fasern besitzen, als durch Verkürzung und Erschlaffung Lageveränderungen des durch sie getragenen Darmstückes zu bewirken. Auch die Taenia mesocolica kann durch Streckung oder Kontraktur bei diesen Krümmungsvariationen mitwirken. Der oben beschriebene Fall ließe sich unter solchen Voraussetzungen vielleicht so erklären, daß ein tiefgreifendes Ulkus zur Zeit seiner Floridität nahe am Durchbruch ins Mesocolon transversum, zum Krampf der Muskeln desselben (wie zu dem des Antrums [Füllungsdefekt!]) geführt hatte und auf diese Art die Hochziehung des Querkolons zustande kam. Nach Heilung des Ulkus, nach Verschwinden des Antrumkrampfes verschwand der Spasmus des Mesokolons, gestattete dem Transversum seine ursprünglich ptotische Lage wieder einzunehmen.

Mit der Besprechung der großen Pendelbewegungen haben wir nunmehr alle bisher bekannten Elemente der Kolonbewegung aufgezählt und wir gehen jetzt über zu der Frage der Förderung des Dickdarminhaltes im ganzen.

VI. Die Förderung des Dickdarminhalts im ganzen.

Die genauere Kenntnis des in diesem Kapitel zu behandelnden Themas verdanken wir hauptsächlich Rieders bereits mehrfach zitierter Arbeit (Fortschr. XVIII, 2), in welcher bei zwei Personen 24 Stunden hindurch alle 30 Minuten ein Röntgenbild der Schattenchymuslage angefertigt wurde.

Ungefähr vier Stunden nach der Kontrastmahlzeit sieht man aus dem Konvolut der Ileumschlingen allmählich den Schatten des Coecum-Ascendens auftauchen. Seine Gestalt erscheint uns anfangs noch

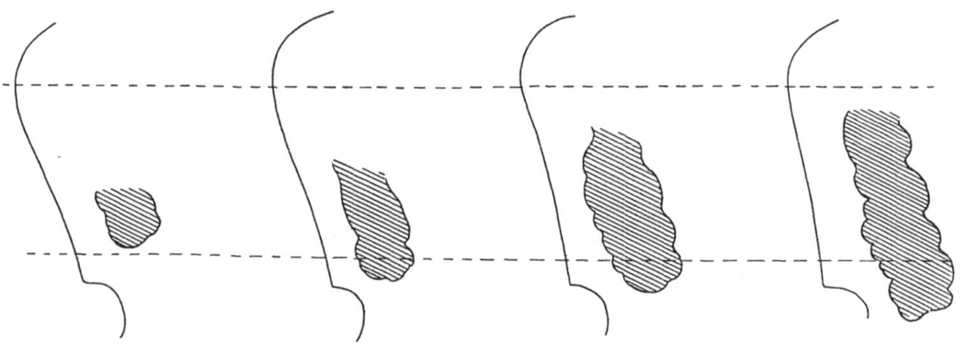

Abb. 33. Anfüllungsmodus des Coecum-Ascendens.

schmal und relativ kurz. Nach und nach aber dehnt es sich unter dem Einflusse der zunehmenden Füllung immer mehr, nicht nur in die Breite, sondern auch in die Länge; es rückt tiefer hinab. Die distale Grenze des Chymus aber steigt langsam hinauf zur Flexura hepatica (Abb. 33).

Der Übertritt des Chymus durch die Ileocökalklappe erfolgt zwar in Intervallen. In dem weiten Coecum-Ascendens aber verschwinden die einzelnen Schübe, so daß man auf dem Röntgenschirm den Eindruck eines ganz gleichmäßig fortschreitenden, langsamen Vorwärtstransportes gewinnt. Das Tiefertreten des Coecums fasse ich eher als Belastungsfolge denn als Beweis für spezifische Antiperistaltik auf, wie sie seit Canons Beobachtung am Katzendarm von so vielen Röntgenologen dem Coecum-Ascendens vindiziert wird. Wir fanden nicht den mindesten Anhaltspunkt am Coecum-Ascendens des Menschen für etwas anderes als für einen passiven Rückfluß, für eine Dehnung. Die kleinen Haustrenbewegungen vollführen hier keine andern Exkursionen als am ganzen übrigen Kolon und leisten Mischungs- und Eindickungsarbeit.

Da — wir werden noch an anderer Stelle ausführlicher darüber sprechen — die Bauhingsche Klappe nicht immer suffizient ist, so ist a priori auch ein Rückfluten von bereits ins Coecum-Ascendens eingetretenem Chymus ins Ileum möglich. Rieder glaubt in seinen Bildern etwas Derartiges gefunden zu haben. Nennenswerte Grade erreicht dieser supponierte Prozeß normalerweise jedenfalls nicht.

Stellen wir das Vorrücken der Tete des Schattenchymus im Coecum-Ascendens graphisch dar, so ergibt sich im Schema (Abb. 35) eine Linienführung, die veranschaulicht, wie in gleichen Zeiten hier ungefähr auch gleiche Strecken und zwar nach vorwärts zurückgelegt werden

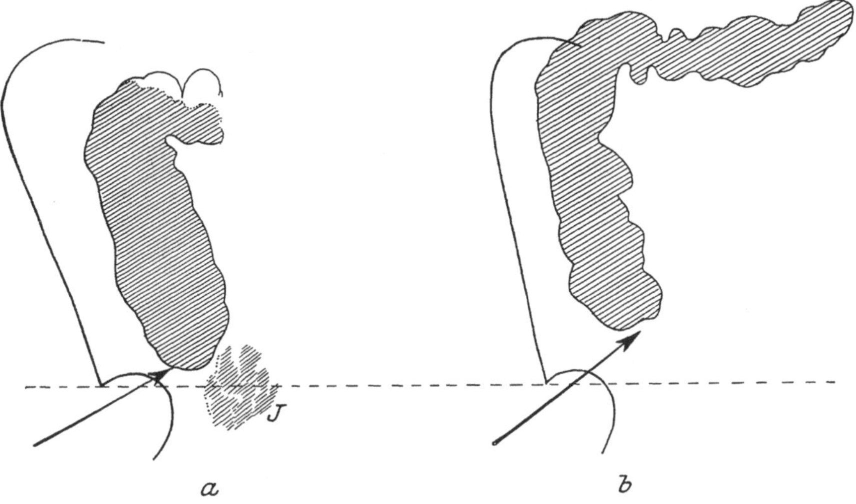

Abb. 34. Folgen der ersten großen Kolonbewegung für die Coecumlage. a (Pfeil) vor der Bewegung. b nach der Bewegung. J = Ileum.

(schwarz, Station 1—7). Dieses gleichmäßige Vorrücken betrifft meist auch noch den Anfangsteil des Querkolons, der gewöhnlich schon zu einer Zeit erreicht wird, wo noch kleine Quantitäten im Ileum sich befinden (drei Stunden nach Beginn des Einfließens ins Coecum-Ascendens).

Nunmehr erfolgt gewöhnlich die erste große Bewegung, an der sich nur die Flexura hepatica, nicht aber das ganze Coecum-Ascendens beteiligt. Denn letzteres bleibt auch nach dieser großen Bewegung breit gefüllt, wenngleich es infolge der verringerten Belastung wieder höher tritt (vgl. Abb. 34, Pfeile).

Auf dem Schema sieht man die große Länge der Strecke, die von Station 7—8 durchmessen wurde (Abb. 35).

Im Querkolon setzen kräftige Haustrenbewegungen ein, unter deren Einfluß die Massen nicht nur stark zerschnürt und gekerbt, sondern auch

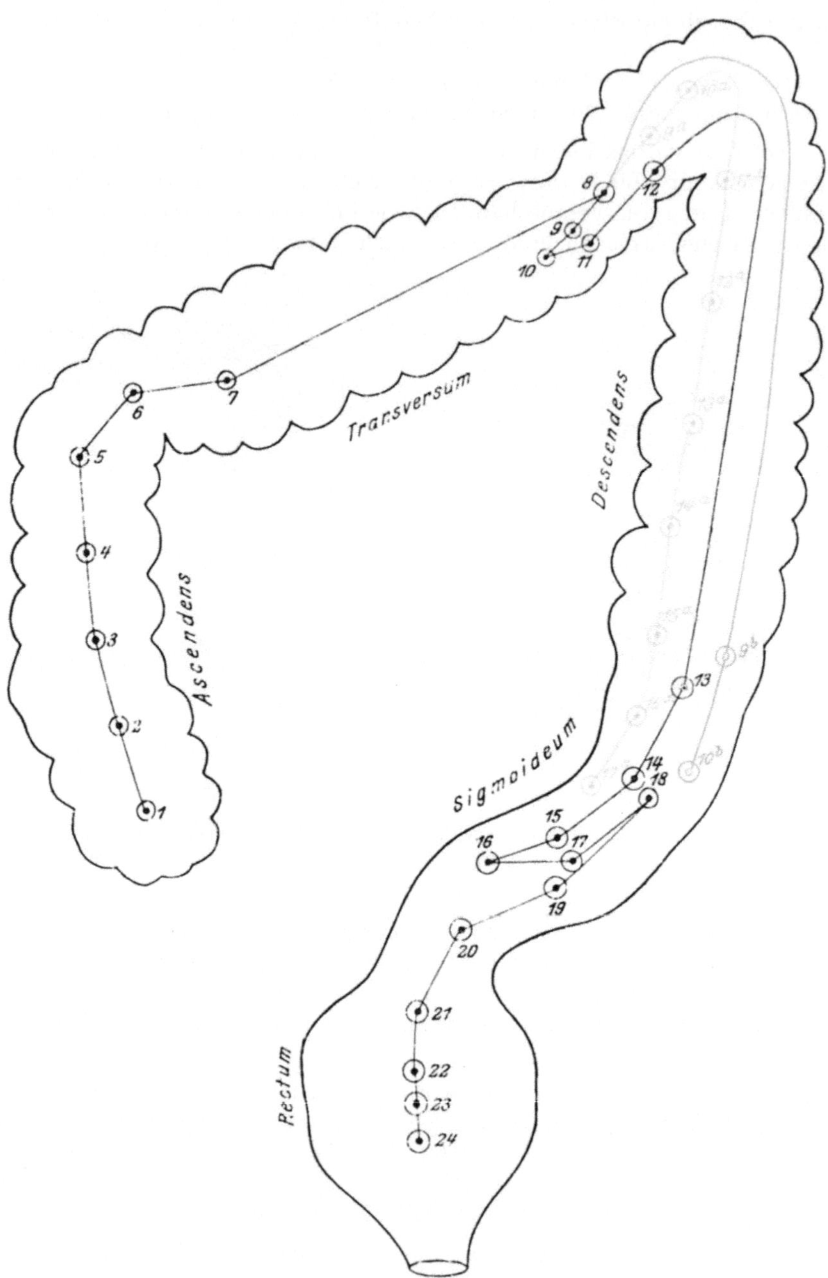

Abb. 35. Schema der Stuhlförderung im Dickdarm. Die zwischen den einzelnen Stationen befindlichen verschieden langen Strecken sind als in gleichen Zeiträumen (¹/₂ Std.) zurückgelegt anzusehen. Rot und Grün = Varianten.

an der Tete der Kotsäule mehrfach retrograd und dann wieder anterograd verschoben werden. Die Verweildauer des vorderen Füllungsendes in diesen Kolonpartien ist bald länger (Station 8—12 schwarz), bald kürzer (Station 8—9 b rot). Die Flexura lienalis wird meist durch eine große Bewegung überwunden, welche die Stuhlmassen ins Descendens, ja bis in den Beginn des Sigmas trägt (Station 12—13 schwarz und Station 8—9 b rot). Doch auch langsames, gleichmäßiges Überwandern der Flexura lienalis kann stattfinden (Station 9a—17a grün). Um die 12. Stunde nach Einnahme der Schattenmahlzeit finden wir die Schattenkotsäule gewöhnlich schon im Sigma angelangt. Da sie andererseits das Ascendens noch nicht verlassen hat, besitzt sie zu dieser Zeit so ziemlich ihre größte Längenausdehnung (Abb. 36 b).

Auch im unteren Descendens und im Sigma vollzieht sich das weitere Vordringen des Kontraststuhles nicht gleichmäßig anterograd, sondern es erfolgen bald größere und kleinere Vorwärts-, bald wieder Rückwärtsverschiebungen (Abb. 35), wobei aber doch die analwärts gerichtete Tendenz überwiegt und man schließlich 24 Stunden nach Einnahme der Bismutmahlzeit vor der ersten Defäkation folgende Verhältnisse antrifft (Abb. 36 c): Das Gros des Kontraststuhles ist im Sigmoideum und in der Ampulle wurst- und ballenförmig

angesammelt. Außerdem aber finden sich im Kolon descendens, im Querkolon kleinere, durch schattenfreie Zwischenräume getrennte Ansammlungen von Kontraststuhl in differenten Formen. Schließlich sieht man meist im Coecum-Ascendens auch noch einzelne bröcklig-flockige Schattenresiduen.

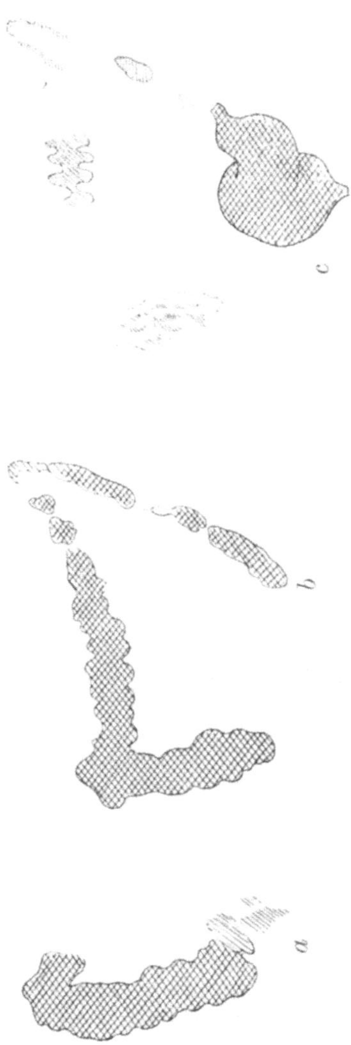

Abb. 36. Stuhlverteilung, schematisch. a = 6 Stunden, b = 12 Stunden, c = 24 Stunden nach Einnahme der Kontrastmahlzeit (vor der Defäkation).

4*

Wenn wir uns nun in den vorstehenden Zeilen ein allgemeines Bild der Kontraststuhlförderung entworfen haben, so dürfen wir dabei nicht vergessen, daß wir eigentlich nur den Transport einer einzigen Mahlzeit, und zwar einer Frühstücksspeise 24 Stunden lang verfolgten. Das Schicksal des (nicht kontrasthältigen) Mittag- und Abendbrotes entzieht sich, wie im übrigen Darmkanal natürlich auch im Kolon unserer Wahrnehmung. Daß durch diese Tatsache die Vollständigkeit und Sicherheit unserer bisherigen röntgenologischen Ergebnisse über die Stuhlbewegung zunächst sehr beeinträchtigt erscheinen muß, ist klar. So entsteht z. B. sofort der Einwand, ob die schattenfreien Partien in Abb. 36c tatsächlich durch leere, kontrahierte Abschnitte des Darmrohrs hervorgerufen wurden, oder ob diese nicht vielmehr doch mit Stuhl gefüllt seien, der aber, von den kontrastmittellosen Mahlzeiten stammend, eben keine Schatten zu erzeugen vermag.

Um diese prinzipiell wichtige Frage zu entscheiden, machte ich den einfachen Versuch, einer Person nicht nur das Frühstück, sondern auch die anderen Mahlzeiten des Tages als Kontrastspeise zu reichen. Der Mann erhielt um 7 Uhr früh eine Wismutmilchspeise, um 1 Uhr mittags 120 g faschiertes Beefsteak und 250 g Erdäpfelsuppe versetzt mit 40 g Bismut. carbonat., das Fleisch ins Püree gebröckelt und gut vermischt, um 7 Uhr abends wiederum eine Wismutmilchspeise.

Am nächsten Tage vor der Defäkation erhielt ich nun ein Bild (Abb. 37), welches überraschenderweise kaum von jenem differiert, das mittels bloß einmaliger Kontrastspeisenzufuhr gewonnen wurde (Abb. 36c). Auch hier fand sich die Hauptmasse im unteren Sigma und in der Ampulle zusammengeschoben, fanden sich große Strecken (Descendens, proximales Querkolon) nahezu schattenfrei und nur im Coecum war vielleicht etwas mehr Wismut enthalten. Ja die Gesamtmasse des Kontraststuhls schien durchaus nicht viel größer zu sein, als bei bloß einmaliger Zufuhr von Kontrastspeise.

Das Ergebnis dieses Versuches ist interessant genug, um näher erörtert zu werden. Zunächst gewinnen wir aus ihm die Beruhigung, daß die schattenfreien Partien im Bilde tatsächlich leeren Kolonteilen entsprechen, denn da der Mann nur kontrasthaltige Kost erhielt, konnte keinerlei Stuhlgehalt des Dickdarms unserer Wahrnehmung entgehen.

Wie aber erklärt es sich, daß die Anordnung und vor allem die Quantität des schattenerzeugenden Stuhles nahezu identisch blieb, gleichgültig, ob der Mann bloß eine einzige Kontrastmahlzeit und zwei gewöhnliche Mahlzeiten oder drei Kontrastmahlzeiten erhielt?

Die Antwort auf diese Frage kann meines Erachtens nur dahin gegeben werden, daß im Dickdarm eine so weitgehende Durchmischung der einzelnen Mahlzeiten des Tages stattfindet, daß schließlich auch die kontrastmittelfreien Chymusmassen von der einen kontrastmittelführenden durchsetzt werden. Der Ausbreitungs- und Formungs-Zerteilungs-Mechanismus im Kolon bietet ja allerdings auch die Bedingungen zu solcher Durchmischung.

Acht Stunden nach dem Kontrastfrühstück liegt dieses zur Gänze bereits im Dickdarm und erfüllt ihn vom Coecum bis zur Flexura lienalis, um sich nach weiteren vier Stunden gar schon bis ins Sigma strudelteigartig ausgezogen zu haben (Abb. 38, schwarze Striche). Um diese 12. Stunde ist aber die Mittagmahlzeit, seit deren Einnahme wiederum

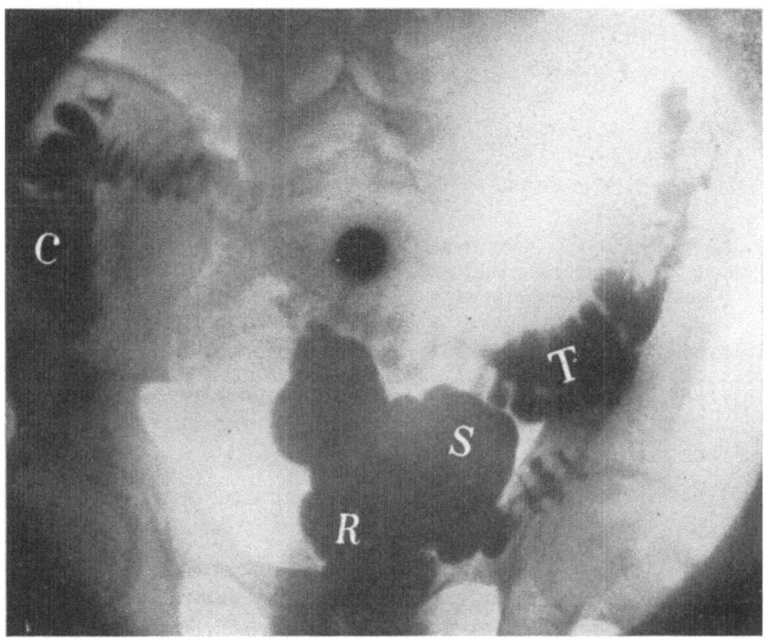

Abb. 37. Kontraststuhlverteilung nach 24 Stunden bei Verabreichung von drei Kontrastmahlzeiten. C = Coecum-Ascendens, T = Transversum, S = Sigma, R = Rektum.

acht Stunden vergangen sind, auch schon vollständig ins Kolon bis zur Flexura lienalis eingerückt (siehe Abb. 38, rote Striche).

Infolge der unausgesetzt wirksamen Misch-, Zerteilungs- und Wiedervereinigungsaktion findet nun eine Vermengung des schattenerzeugenden und des schattenlosen Dickdarminhalts statt, die um so inniger werden kann, je flüssiger dessen Konsistenz ist. Das Coecum-Ascendens mag aus letzterem Grunde wohl als der hauptsächlichste (aber nicht der ausschließliche) Mischungsort der einzelnen Chymusschübe gelten, zu dem er um so mehr prädestiniert ist, als in ihm die Ingesta am längsten verweilen.

Eine ähnliche Überlegung ist betreffs der Abendmahlzeit zu machen, die z. B. um 8 Uhr abends genommen, um 4 Uhr morgens gleichfalls sich schon restlos im Kolon befindet, hier also noch früh genug eintrifft, um sich mit den proximaleren Partien des Kontrastkotes vermischen zu können. Das gesamte Kolon ist eben zunächst als ein Aufstapelungsraum mit Mischvorrichtungen und erst in zweiter Linie als Transportapparat aufzufassen. Es fungiert nicht wie ein Ablaufrohr, durch welches die Stuhlmassen einfach nacheinander abgestoßen werden, sondern bildet vielmehr ein retortenähnliches, mit Vermengungs-, Zerteilungs- und Aufsaugungsfunktionen betrautes Organ.

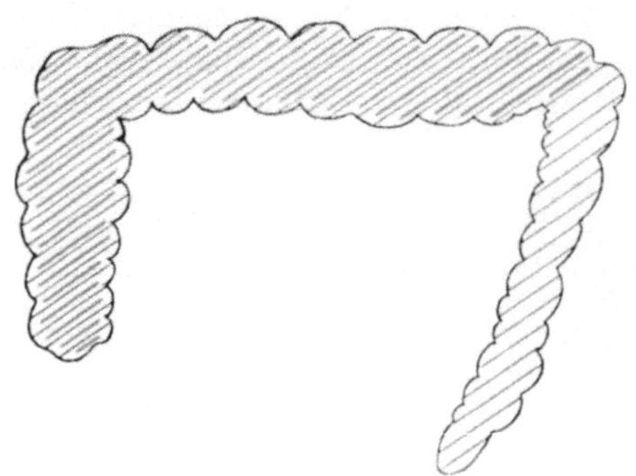

Abb. 38. Schema der Chymusvermischung im Kolon. (Schwarz Frühstück, rot Mittagmahl um 8 Uhr abends.)

Kehren wir nun zur Frage der eigentlichen Stuhlförderung zurück, so müssen wir zwei Perioden unterscheiden.

a) Die prädefäkatorische Periode, die je nach der Zahl der Stuhlabsetzungen des Individuums verschieden lang sein kann, sich aber immer auf viele Stunden erstreckt.

b) Die eigentliche Defäkation, die nur kurze Zeit dauert, bewußt erfolgt und überhaupt einen Akt sui generis darstellt.

In der prädefäkatorischen Periode, mit der wir uns ja bisher ausschließlich beschäftigt haben, kommen folgende Momente als treibende Kraft in Betracht.

1. Die „vis a tergo": Darunter ist die kinetische Energie des ins Kolon einströmenden Chymus zu verstehen, welche letzterem durch die Dünndarmperistaltik mitgeteilt wird. Im Coecum-Ascendens kann diese vis a tergo bei dem stetigen Fortschreiten der Anfüllung wohl als wirksam angenommen werden. Die hier noch flüssige Konsistenz des Inhalts ermöglicht dies. Vom Beginn des Transversums angefangen aber dürfte die vis a tergo nicht mehr nennenswert in Betracht kommen und zwar teils wegen der schon festeren Beschaffenheit des Stuhles, teils wegen der Haustra resp. Plicae semilunares, die ja — wie im Kapitel geschildert — selbst manuell intendierte Verschiebung mit großer Kraft aufhalten. Wie wenig im Grunde genommen (normale Zusammensetzung des Chymus vorausgesetzt) große Schnelligkeit der Fortbewegung im Dünndarm die Motilität des Dickdarms beeinflußt, möge folgende Beobachtung illustrieren:

34jährige Frau wegen Pylorusstenose auf Ulcus - Basis gastroenterostomiert. Die Anastomose funktioniert so ausgiebig, daß fünf Minuten nach Einnahme der Wismutmahlzeit nichts mehr davon im Magen anzutreffen, der Dünndarm mäßig überfüllt, in ständiger Rollbewegung begriffen ist (Abb. 39a). Sechs Stunden später aber treffen wir auf ein Bild (Abb. 39b), das nicht verschieden ist von denjenigen Bildern, wie wir sie normalerweise nach sechs Stunden antreffen. Der Dünndarm ist wohl wismutfrei, aber im Kolon sind die Ingesta nur bis zum Beginn des Querkolons vorgerückt. Die enorme Beschleunigung des Dünndarmtransportes hatte also so gut wie keinen

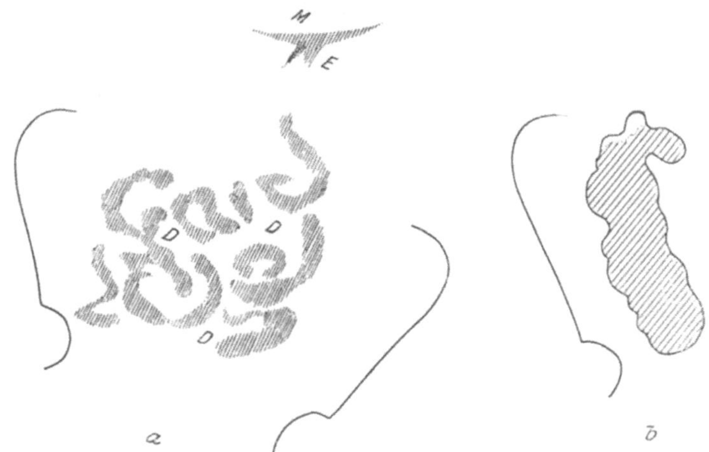

Abb. 39. Chymusbewegung bei einer Gastroenterostomierten. a = 5 Minuten nach Einnahme der Kontrastmahlzeit. M = Magen, E = Anastomose, D = Überfüllte Dünndarmschlingen. b = Coecum-Ascendens nach 6 Stunden.

Einfluß auf die Stuhlförderung im Kolon. Die Patientin neigte zur Verstopfung — hatte keine Diarrhöen. So sagt auch Jonas („Darmmotilität und die wechselnden Stuhlbilder", Boas Archiv, 1912), daß trotz abnorm rascher Passage in den oberen Darmabschnitten infolge normaler oder abnorm langsamer Passage in den unteren (Dickdarm-)Abschnitten ein normales Stuhlbild oder sogar Obstipation zustande kommen kann. Die vis a tergo hat also einen unbedeutenden Einfluß auf die Stuhlförderung im Dickdarm.

2. Jenseits des Ascendens sind es gewiß nur mehr die Eigenbewegungen des Kolons, denen wir den Transport seines Inhalts zuschreiben müssen. Die kleinen Bewegungen haben einen geringeren, die „großen", die selbst wieder bald größer, bald kleiner sein können, einen ausgiebigen fördernden Effekt. Beide Arten von Eigenbewegungen bewirken Zertrennungen der Kotsäule, die am Schluß der prädefäkatori-

schen Periode eine ganz typische Anordnung aufweisen (vgl. Abb. 36c u. Abb. 37). Die kleinen Bewegungen haben ferner eine spezielle formative Funktion. Sie fabrizieren (vom Ende des Transversums abwärts) Knollen. Die Eigenbewegungen des Kolons rufen zeitweilig retrograde Verschiebungen des Kotes hervor, bewirken aber doch schließlich eine Zusammenballung der Hauptmassen im unteren Sigma und in der Ampulle des Rektums.

Sind nun die Stuhlmassen in diesem vom Nervus pelvicus versorgten Gebiete angelangt, so vergeht eine individuell verschieden lange Zeit bis zur eigentlichen Defäkation. Wahrscheinlich muß — analog der Ejakulation — eine Summation der Reize erfolgen, bis der Defäkationsreflex eintritt. Von der Intensität des Reizes und der Empfindlichkeit des Individuums ist der Stuhldrang natürlich abhängig [1]).

Die Defäkation selbst besteht in einer oder mehreren, ausgedehnteren oder kürzeren, großen Bewegung des Colon pelvicum, wobei die Herabdrängung der Massen gegen den Beckenboden, die Überwindung der Sphinkteren durch die Bauchpresse unterstützt wird. Eine normale Defäkation entleert stets die Ampulle und das Sigma, während höher gelegene Schattenresiduen zurückbleiben können. Erst die zweitfolgende Defäkation (am nächsten Tage) entfernt die Kontrastmassen aus dem Kolon vollständig, so daß normalerweise (täglich eine Stuhlentleerung) bis 48 Stunden nach Einnahme der Kontrastmahlzeit noch Schattenbröckel im Kolon nachweisbar sind.

VII. Varianten des Stuhlsitus bei einem und demselben Individuum. Der Einfluß des Fastens und des Opiums. Abführmittel.

Um kennen zu lernen, inwieweit der bei einem und demselben Individuum einmal konstatierte Typus der Stuhlbewegung zu verschiedenen Zeiten Kongruenz aufweist, inwieweit man sich also bei eventuellen pharmakologischen oder ernährungsphysiologischen Versuchen auf die gewonnenen Röntgenbefunde verlassen kann, untersuchte ich ein 16 jähriges Mädchen mit täglich zur selben Zeit erfolgender Stuhlentleerung bei gleichbleibender Kost an verschiedenen Tagen. Das Mädchen erhielt stets um 8 Uhr früh die Riedermahlzeit und um 10 Uhr ein Käsebutterbrot. Mittags Fleisch, Gemüse, Mehlspeise, hatte stets um 1 Uhr 30 Minuten braunen, zum Schluß etwas weißlichen (wismuthaltigen) geformten Stuhl und wurde stets um 4 Uhr nachmittags durchleuchtet. Am 5. Juli zeigte sich Abb. 40a: 8 Stunden nach Einnahme der Wismutmahlzeit ist diese

---

[1]) Druck auf das Rectum bewirkt auch, wenn er von außen ausgeübt wird, Stuhldrang (Kopf des Fötus bei der Geburt).

schon gänzlich ins Kolon eingerückt. Hauptmasse im Coecum-Ascendens und proximalen Transversum. Bandförmige Partikel in der Flexura lienalis. Sigma und Descendens leer. Ein kleiner und ein großer Ballen in der Ampulle.

Am 7. Juli (zwei Tage später bei der gleichen Versuchsanordnung) zeigte sich Abb. 40b. Sie ähnelt im großen ganzen der vorigen. Doch sind deutliche Abweichungen vorhanden, vgl. z. B. die haustrale Segmentation im Querkolon, das anders gelagert und weiter gefüllt ist. Zwei kleine Knollen im Beginn des Descendens. Große Masse in der Ampulle.

Diese Veränderungen zeigen uns, daß solchen Details bei eventuellen pharmakologischen Versuchen keinerlei verwertbare Bedeutung beizumessen ist.

Um den Einfluß verringerter Nahrungsmenge kennen zu lernen, ließ ich nun das Mädchen fasten und gab ihr außer der Wismutspeise um 8 Uhr morgens, mittags nur etwas Suppe. Die gewohnte Entleerung um 1½ p. m. blieb aus. Die Durchleuchtung um 4 Uhr p. m. ergab Abb. 41:

Coecum-Ascendens und Querkolon schlanker, letzteres höher stehend (mangelnde Magenfüllung?), auffallend viel Gas. Flexura lienalis und Ampulle (gleichwie das Descendens und Sigma) wismutfrei.

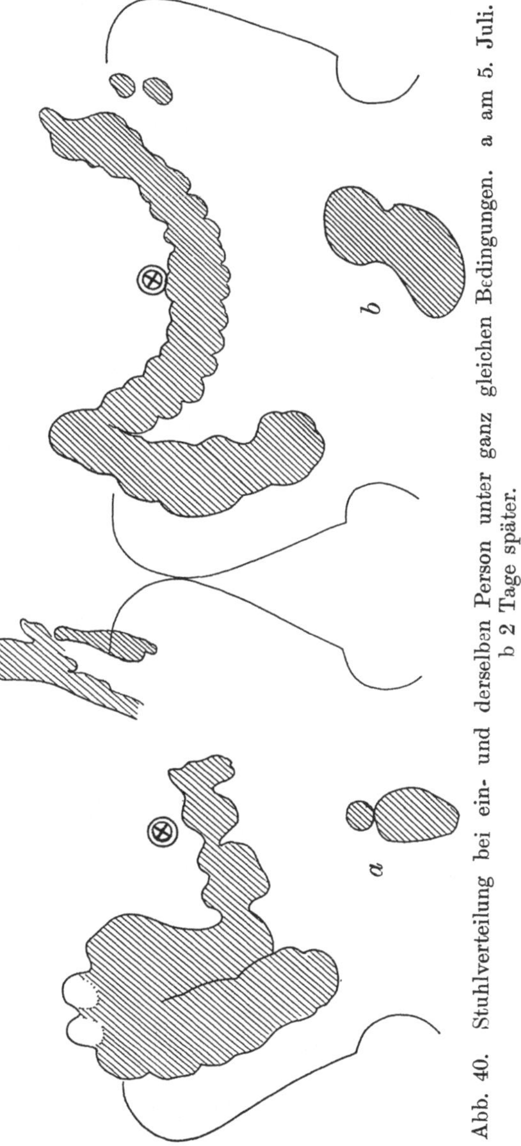

Abb. 40. Stuhlverteilung bei ein- und derselben Person unter ganz gleichen Bedingungen. a am 5. Juli. b 2 Tage später.

Verringerung der Nahrungszufuhr (eintägiges Fasten) hat also wohl eine Verringerung der Kolonfüllung, aber keine sehr hochgradige Verlangsamung des Transports zur Folge.

Bei derselben Versuchsperson studierte ich nun auch den Einfluß der Opiumtinktur auf die Stuhlbewegung. Das Mädchen erhielt wiederum um 8 Uhr morgens die Riedermahlzeit. (Die übrige Speisenzufuhr blieb unverändert wie in Versuch I S. 56). Um 10 Uhr 30 Minuten, zu einer Zeit, wo der Magen schon fast wismutfrei war, wurden 20 Tropfen Tinctura opii gegeben. Die Defäkation um 1 Uhr 30 Minuten blieb aus. Um 4 Uhr, p. m. d. i. acht Stunden nach Einnahme

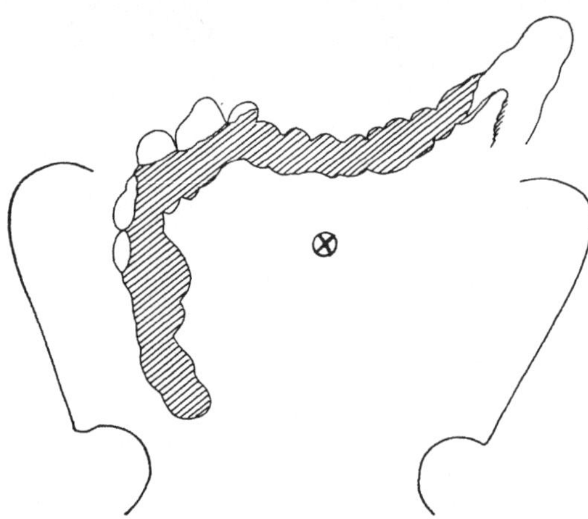

der Wismutmahlzeit, ergab sich Abb. 42a. Im Vergleiche mit den normalen Verhältnissen um diese Zeit (Abb. 42b identisch mit Abb. 40b) erkennt man die starke Verlangsamung der Chymusförderung schon im Dünndarm. Normalerweise war acht Stunden p. c. der Dünndarm stets leer. Unter Opiumwirkung finden wir das Ileum noch hochgradig angefüllt.

Abb. 41.   Stuhlverteilung 8 Stunden p. c. beim Fasten.

Stierlin und Schapiro (Münch. med. Wochenschr. 1912, 50), welche diese Verzögerung der Fortbewegung im Dünndarm gleichfalls konstatierten, sprechen mit Meyer und Gottlieb die Vermutung aus, es könne sich dabei um einen Spasmus des Sphincter ileocoecalis an der Bauhingschen Klappe handeln. Die andere Möglichkeit, daß die Dünndarmbewegung einfach gehemmt ist, dürfte jedoch näher liegen. Da zur Zeit dieser Untersuchung der Beginn des Colon transversums, also diejenige Stelle, an der die typischen großen Schübe des Dickdarminhalts stattfinden, von der Schattenmasse noch nicht erreicht war, konnte vorderhand über den Einfluß des Opiates auf die Kolonbewegung s e l b s t nichts Sicheres erschlossen werden. Dies gelang jedoch am Morgen des nächsten Tages. Diese zweite Untersuchung fand um 9 Uhr früh statt. (Um $\frac{1}{2}$8 Uhr hatte das Mädchen vorher eine braune wurstförmige Stuhlentleerung, die erste seit Einnahme der Wismutmahlzeit.) Es zeigte sich nun, daß die Wismutkotsäule mit ihrer Spitze noch nicht einmal bis ins Sigma vorgedrungen war und daß sie außerdem eine abnorm große Kontinuierlichkeit aufwies (Abb. 43a). Am besten sieht man den Unterschied, wenn man die normale Wismutstuhlsituation dieser Person nach 24 Stunden (Abb. 43b) zum Vergleich heranzieht. Hier ist die Hauptmasse — wie es typisch ist — ballenförmig im unteren Sigma und der Ampulle zusammengeschoben. Descendens und Transversum enthalten nur ganz flaue, durch große leere Intervalle separierte Schatten. Im Opiumversuch aber liegt der Stuhl hauptsächlich im Transversum und Descendens, eine zusammenhängende Säule bildend. Auch im Coecum-Ascendens finden sich nicht unbeträchtliche Reste. Das Colon pelvicum aber ist noch vollkommen wismutfrei.

Dieses Bild — dem wir in ähnlicher Weise bei einer bestimmten Obstipationsform begegnen werden — weist mit Sicherheit darauf hin, daß dem Opium auch eine spezifische Dickdarmwirkung, und zwar eine die größeren Kontraktionen hemmende Wirkung zukommt. Die Ergebnisse von Magnus (Pflügers Arch. Bd. 115 und 122) am Tiere, wo nur eine Verzögerung der Magenentleerung durch Pylorospasmus, aber keinerlei Wirkung auf den Darm durch Opium und Morphium zu erkennen war, haben bestimmt für den Menschen keine Geltung. Beim Menschen konstatiert man tatsächlich jene „Ruhigstellung" des Dünn- und Dickdarms auch röntgenologisch, die man dem Opium seit jeher zugeschrieben hat.

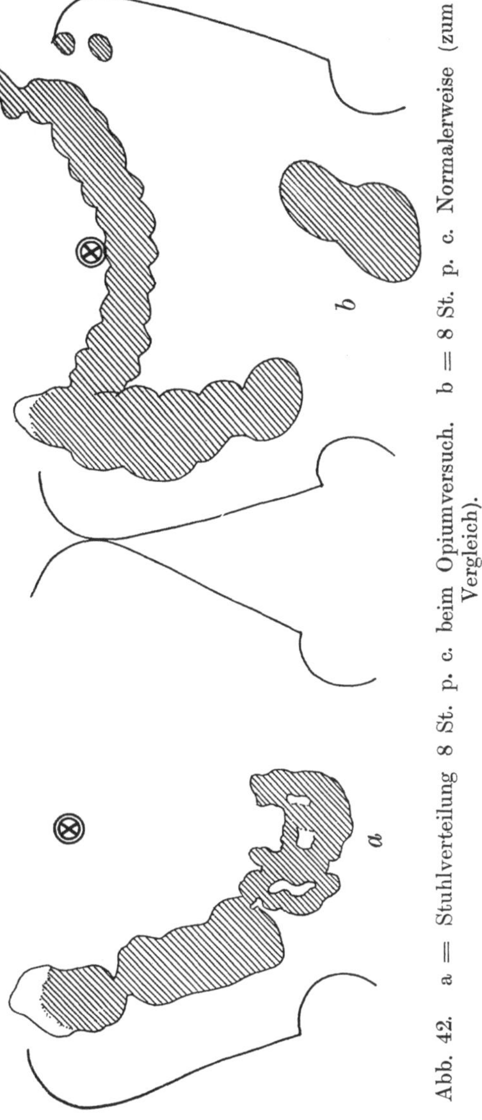

Abb. 42. a = Stuhlverteilung 8 St. p. c. beim Opiumversuch. b = 8 St. p. c. Normalerweise (zum Vergleich).

Über den Einfluß von Abführmitteln auf die Darmbewegungen besitzen wir eine ausgezeichnete röntgenologische Untersuchung von

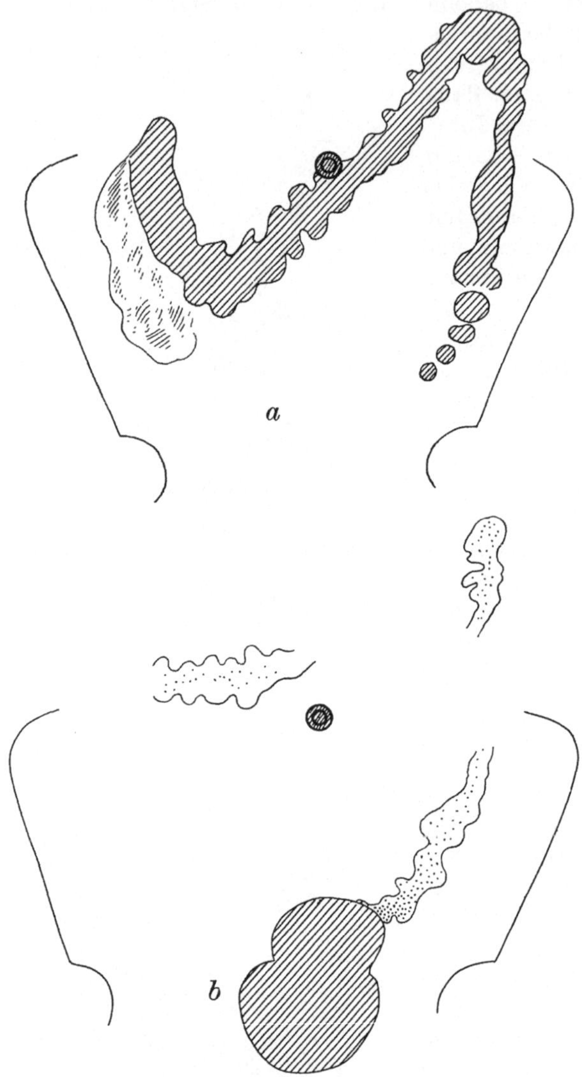

Abb. 43. a = Stuhlverteilung 24 Stunden p. c. beim Opiumversuch. b = 24 Stunden
p. c. normalerweise (zum Vergleich).

F. Meyer-Betz und Theodor Gebhardt — Münch. med. Wochenschr 1912, Nr. 33.

Senna als Infus genommen, hat auf den Magen und Dünndarm keine sichtbare Wirkung. Sobald der mit Senna versetzte Kontrastchymus aber die proximaleren Kolonabschnitte (Coecum-Ascendens und

Beginn des Transversums) erreicht, tritt eine lebhafte Verstärkung der motorischen Aktion ein. Bei aufmerksamer und in kurzen Intervallen fortgesetzter Durchleuchtung kann man die Vorwärtswanderung von Stuhlpartien im Sinne langsamer großer Kolonbewegungen direkt am Schirm verfolgen, ebenso eine bedeutende Steigerung der kleinen Bewegungen konstatieren. „Die Zeit, die der Inhalt benötigt um vom Cökum bis ins Rektum zu gelangen, ist auf 1—2 Stunden abgekürzt." Es tritt keine Verflüssigung des Stuhles ein. Senna hat reine Dickdarmwirkung.

Rizinusöl bewirkt Verflüssigung des Darminhaltes. Man sieht das Kolon mit verwaschenen Massen erfüllt — die Haustrenzeichnung aufgehoben — an den Flexuren horizontale Niveaus. Die Ausstoßung des flüssigen Stuhles erfolgt alsbald. Die Salina wirken durch Wasserabsorption gleichfalls verflüssigend. Dabei ist die Dünndarmpassage so beschleunigt, daß ein nennenswertes präcökales Schlingenschattenkonvolut gar nicht sichtbar wird, sondern das Kolon ungemein schnell mit flüssigen niveaubildenden Massen erfüllt erscheint. Dabei sieht man öfters, daß trotz Entleerung solcher flüssiger Kontenta noch festere Schattenmassen zurückbleiben.

Kalomel wirkt im Dickdarm ähnlich wie Senna, nur noch energischer [1]).

VIII. Die chronische Obstipation.

Das Röntgenverfahren, das uns eine wesentliche Bereicherung und Korrektur unserer Vorstellungen über das physiologische Verhalten des Kolons verschafft hat, erscheint naturgemäß dazu berufen, auch in der Obstipationsfrage zu Rate gezogen zu werden. Ein großes Tatsachenmaterial liegt hierzu bereits vor. Ich erwähne nur die große Arbeit von Stierlin (Über die chronischen Funktionsstörungen des Dickdarms, Ergeb. d. inn. Med. 1913, Bd. 10), die eine wahre Fundgrube nicht nur in klinischer, sondern insbesondere auch in röntgenologischer Beziehung bildet. Wichtige röntgenologische Beiträge haben ferner Hertz[2]), Böhm[3]), Bloch[4]), Singer und Holzknecht[5]) geliefert. Wie es aber bei einem so vielgestaltigem Problem natürlich ist, weichen die Meinungen der einzelnen Autoren untereinander erheblich ab und so möchte ich, darum nur dasjenige hier niederlegen, was mir für die

---

[1]) Eine umfassende Arbeit über den Einfluß von Pilokarpin, Atropin und Adrenalin auf den Dickdarm von G. Katsch aus der Klinik Prof. G. v. Bergmanns, Altona, erschien, Fortschr. XXI, 2, erst nach der Drucklegung vorliegenden Buches. Es sei darum hier bloß auf sie verwiesen.

[2]) Constipation and allied intestinal disorders, London 1909.

[3]) Deutsch. Arch. f. klin. Medizin Bd. 102.

[4]) Mediz. Klinik Nr. 6, 1911.

[5]) Münch. med. Woch. 48, 1911.

vorliegende Frage, unter möglichster Vermeidung von Suppositionen, rein bildmäßig greifbar zu sein scheint.

Um aus den bei Obstipierten resultierenden Röntgenbildern des Dickdarms jene Momente herauszufinden, die uns zum Verständnis der funktionellen Störung des betreffenden Falles führen sollen, brauchen wir immer wieder als Vergleichsobjekt das Bild des Normalfalles, das darum hier noch einmal rekapituliert sei (Abb. 44).

Normalfall: 24 Stunden nach Einnahme der Kontrastmahlzeit (vor der zu erwartenden Defäkation) hat sich das Gros des Kontraststuhles

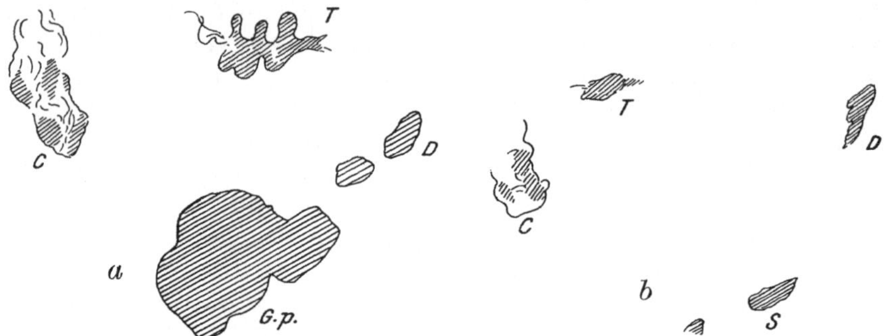

Abb. 44. Normalfall, Stuhlverteilung. a = 24 Stunden p. c. vor der Defäkation. b = nach der Defäkation. C = Coecum, T = Transversium, D = Descendens, S = Sigma, G. p. = Globus pelvicus.

im Sigmoideum und in der Ampulle wurst- und ballenförmig angesammelt. Im Colon descendens, im Querkolon finden sich nur spärliche durch schattenfreie Zwischenräume getrennte Quantitäten von Kontraststuhl in differenten Formen. Auch im Coecum und Ascendens ist meist etwas Kontrastkot noch zu sehen, aber nur in bröcklig flockiger Anordnung. Die im Colon pelvicum angesammelte Hauptmasse, deren Bedeutung für die Auslösung des Stuhldranges wir schon erwähnt haben, wollen wir hier aus praktischen Gründen mit einem eigenen Namen, Globus pelvicus, belegen. Durch die Defäkation wird der Globus pelvicus entfernt, auch meist noch der Inhalt des Colon descendens. Was dann noch an Kontraststuhl zurückbleibt (Abb. 44b), verschwindet nach der zweiten Defäkation vollständig (am nächsten Tage, 48 Stunden p. c.).

Stellt man nun diesem Normalfalle die Röntgenbefunde bei Personen mit höhergradiger chronischer Obstipation gegenüber, so kristallisieren sich aus einem größeren Beobachtungsmateriale zwei Gruppen heraus, deren jede eine prinzipiell verschiedene Störung im Stuhlförderungsmechanismus darzubieten scheint. Wir bezeichnen die eine Gruppe als „hypokinetische Obstipationsform", die andere als „dyskinetische Obstipationsform" und wollen diese beiden Typen nun an der Hand einiger Beispiele näher aufzuklären versuchen.

1. Hypokinetische Obstipation.

Fall VI. Eine 50jährige Dame klagt seit Jahren über hochgradige Obstipation. Es vergehen meist acht Tage von der einen bis zur anderen Stuhlentleerung.

4. IV. 1912, 10 Uhr vormittags Kontrastmilchspeise.

5 Uhr nachmittags, also sieben Stunden später, ist der Magen leer, im Ileum einiger Kontrastchymus. Das Gros liegt aber bereits im Kolon, das über die Mitte des Transversums hinaus gefüllt ist. Bisher also völlig normale Weiterbewegung.

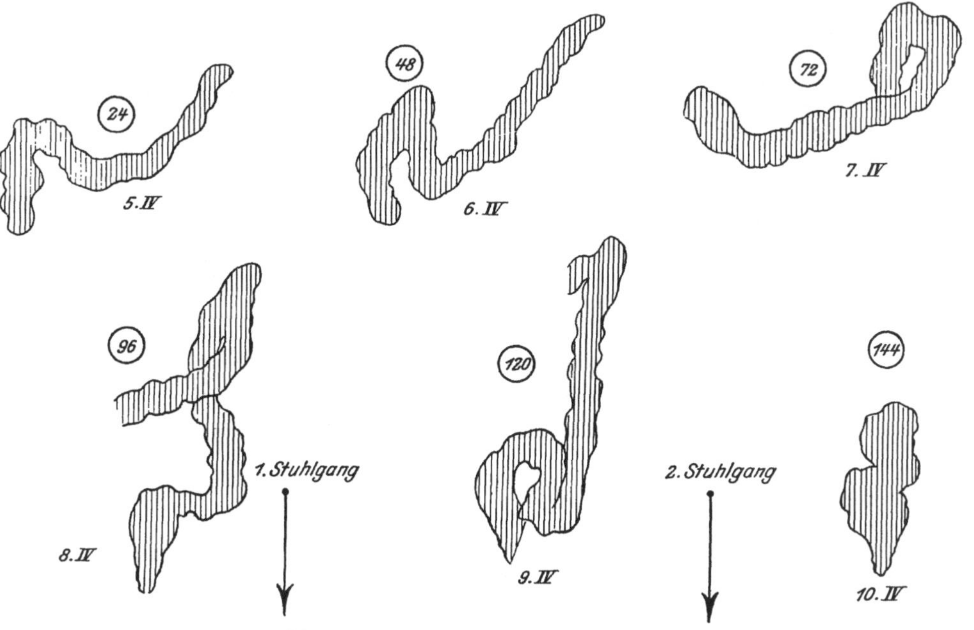

Abb. 45. Hypokinetische Obstipation.

5. IV. 1912, 10 Uhr vormittags. Kontrastkot in kontinuierlicher Säule bis zur Flexura lienalis ausgebreitet. Die ersten 24 Stunden sind vergangen, ohne daß der Globus pelvicus zustande gekommen, geschweige gar eine Defäkation erfolgt wäre (Abb. 45 [24]). Das Bild ähnelt demjenigen, das wir bei einer normalen Person nach Opiumdarreichung erhielten (vgl. Abb. 43a).

6. IV. 1912, 10 Uhr vormittags. Kontrastkot in kontinuierlicher Säule bis zur Flexura lienalis ausgebreitet. Vom Coecum etwas abgerückt (Abb. 45 [48]).

7. IV. 1912, 10 Uhr vormittags. Kontrastkot in kontinuierlicher Säule bis zur Mitte des Descendens reichend. Vom Ascendens abgerückt (Abb. 45 [72]).

Es sind nun schon drei volle Tage seit der Einnahme der Wismutmahlzeit verstrichen und die Tete der Kotmassen hat das Colon pelvicum
noch immer nicht erreicht. Dabei liegen die Wismutstuhlmassen in
kontinuierlicher, nirgends unterbrochener Säule.

Nach einem weiteren Tage ist noch immer keine Defäkation erfolgt.
Das Röntgenbild zeigt (Abb. 45 [96]):

9. IV. 10 Uhr vormittags. Der Kontrastkot von etwa der Mitte
des Transversums bis ins Rektum reichend in kontinuierlicher Säule.

Am Nachmittag dieses Tages erfolgt eine geringe Stuhlentleerung,
die aber sehr unvollständig ist, denn nach weiteren 24 Stunden finden

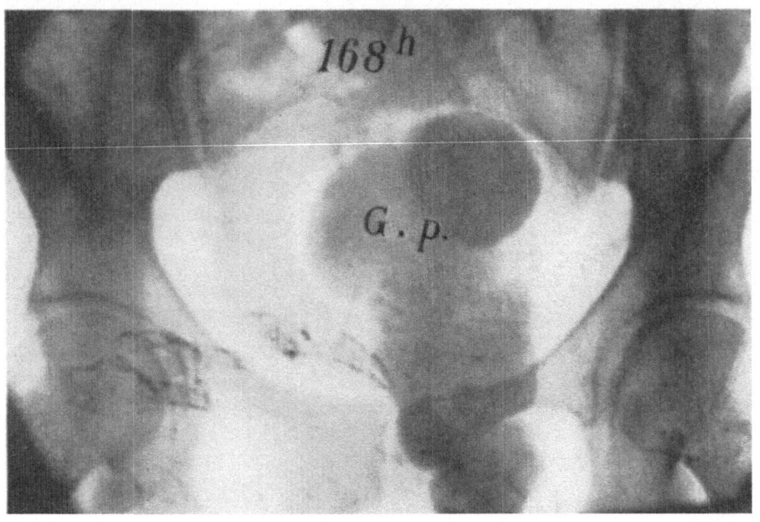

Abb. 46   Stuhlresiduum in der Ampulle und im Rectum (G. p. = Globus pelvicus) 168 h = 1 Woche nach Einnahme der Kontrastmahlzeit bei einer Frau mit
hypokinetischer Obstipation (inzwischen 2 fragmentäre Entleerungen).

wir noch massenhaft Kontraststuhl im Descendens, Sigma und Rektum.
Sigma lang, stark geschlängelt (Abb. 45 [120]).

An diesem Tage erfolgt wiederum eine Stuhlentleerung. Aber
auch diese ist mangelhaft, denn 24 Stunden später, also 144 Stunden
oder sechs Tage nach Einnahme der Wismutmahlzeit sehen wir noch
eine große, ballenförmige Wismutmasse im untersten Sigma und in der
Ampulle des Rektums (Abb. 45 [144] und Abb. 46).

Analysieren wir diesen Fall, so müssen wir sagen: Der Anfüllungsmodus des Coecums, Ascendens und der rechten Transversumhälfte
weicht zunächst nicht wesentlich von der Norm ab. (Anfüllung bis
zur siebenten Stunde komplett.)

Dann aber greifen ganz abnorme Verhältnisse im Mechanismus
des Stuhltransportes Platz. Die Kontraktionen, welche sonst die Zu-

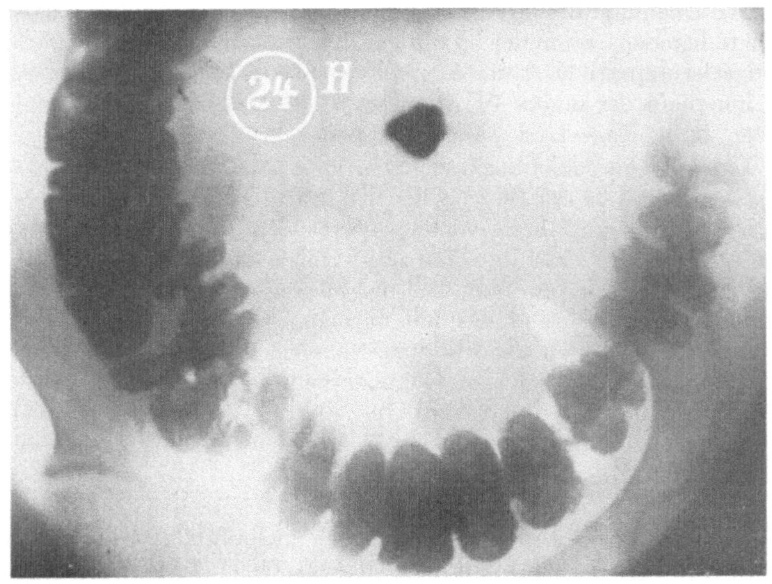

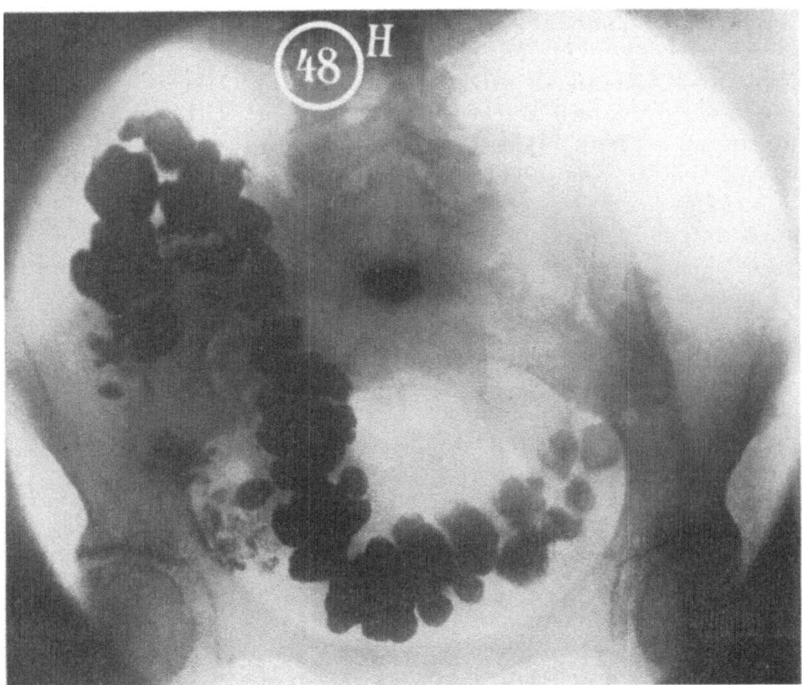

Abb. 47 und Abb. 48. Hypokinetische Obstipation 24ʰ und 48ʰ nach Einnahme der Kontrastmahlzeit.

sammenschiebung der Hauptstuhlmasse im Globus pelvicus und die hochgradige Separation der im übrigen Kolon noch restierenden, geringen Kontraststuhlpartikel bewirken, diese Kontraktionen bleiben nicht nur innerhalb der ersten 24 Stunden, sondern überhaupt während der ganzen, sechs Tage lang währenden Beobachtungszeit aus.

Die Kotsäule schiebt sich vielmehr ungemein langsam (z. B. 24stündiger Aufenthalt an der Flexura lienalis), ohne jemals eine nennenswerte Zertrennung zu erfahren, vorwärts, erreicht mit ihrer Spitze nach fünf Tagen endlich das Rektum. Die nun erfolgende Defäkation ist geringfügig und beläßt den größten Teil der Masse noch im Kolon. Erst allmählich rücken während der mit tagelangen Intervallen erfolgenden, späteren Defäkationen die Stuhlmassen nach außen, so daß wir nach einer Woche noch ausgiebige Quantitäten (die dem proximalen Ende der Kontrastmasse entsprechen) im Rektum vorfinden. Dabei ist das Kolon nicht breiter, wohl aber anscheinend länger als normal (Schlängelung) [1]).

Einen analogen Fall, wo die Passage der Flexura lienalis 48 Stunden nach Einnahme der Bismutmahlzeit noch nicht erfolgt war, die Kotsäule gleichfalls immer zusammenhängend blieb, zeigen die Abb. 47 und 48.

Wir fanden also eine Gruppe von Obstipation, die röntgenologisch charakterisiert ist durch Verringerung der peristaltischen Aktion in der distalen Kolonhälfte, Ausbleiben der physiologischen Zertrennung der Kotsäule, verspätetes Eindringen dieser letzteren in den Enddarm, mangelhafte Bildung des Globus pelvicus, fragmentäre Entleerung (Boas). Als häufiges Syndrom-Elongatio coli. Wir bezeichnen diese Gruppe mit dem nichts präjudizierenden Namen, hypokinetische Obstipation und wollen damit nur sagen, daß die peristaltische Aktion des Kolons verringert ist.

2. Dyskinetische Obstipation.

Fall VII. Frl. Mi., 22jähriges Dienstmädchen, seit Jahren an Verstopfung leidend, oft leichte Krampfgefühle im Bauche.

12. III. 1912, 10 Uhr vormittags: Kontrastspeise.

5 Uhr nachmittags, also nach sieben Stunden, Coecum und Ascendens in normaler Weise gefüllt. Im Beginne des Querkolons einige nußgroße, runde Kontrastkotknollen.

13. III. 1912, 10 Uhr vormittags (nach 24 Stunden) Coecum und

---

[1]) Vgl. Albracht (Leipzig): Röntgenbefunde bei Obstipation (Deutscher Kongr. f. inn. Med. 1912). Bei einem familiären Typus von Obstipation zeigten sich bei vier Geschwistern Verlängerung und abnorme Schlingenbildung in der Flexura sigmoidea.

Ascendens stark kontrastkothaltig. Im Beginne des Transversum ein isolierter Knollen. Übriges Transversum, Descendens und Sigma leer. Im Enddarm ein kleiner Globus pelvicus (Abb. 49).

14. III. 1912, 10 Uhr vormittags, nach 48 Stunden, Coecum und Ascendens noch immer stark kontrasthältig, im Transversum und im oberen Descendens einige isolierte Knollen, Globus pelvicus gewachsen. Vergl. Abb. 50. (Ähnlicher Fall 48 Stunden p. c.)

Suchen wir zu erfassen, worin hier die Abweichung vom normalen Verhalten besteht, so wären folgende drei Momente anzuführen:

1. Die Struktur und der Transport des Kotes an der Flexura hepatica ist verändert. Wir finden einerseits isolierte, runde Knollen, wie wir sie sonst erst an der Flexura lienalis und tiefer antreffen. Dies weist (vgl. Kapitel V, S. 35) auf eine vermehrte Aktion der kleinen, formativen Bewegungen und auf erhöhte Konsistenz des Stuhles hin. Andererseits fehlt 7 Stunden p. c. die breite Anfüllung des Transversums, die wir gewöhnlich um diese Zeit vorfinden.

2. 24 Stunden nach Einnahme der Wismutmahlzeit ist der Globus pelvicus zwar gebildet. Die Verteilung der erübrigenden Wismutmassen aber weicht von der Norm ab. Sigma, Descendens, Transversum

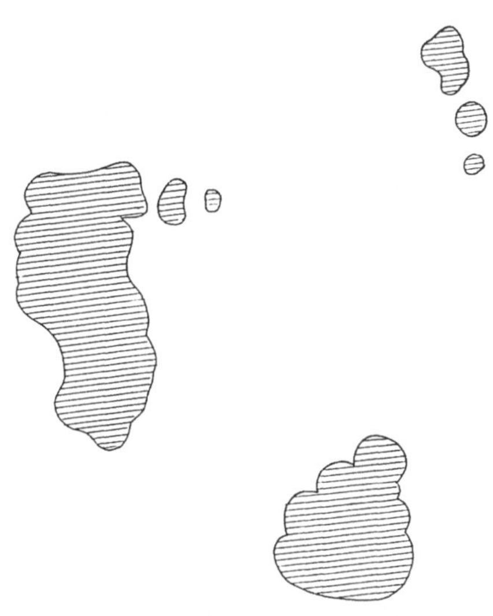

Abb. 49. Dyskinetische Obstipation 24^h nach Einnahme der Kontrastspeise.

sind leer, nur einzelne isoliert stehende, rundliche, kleine Knollen zeigen an, in welcher Weise die Abwanderung der Kotpartikel ins Colon pelvicum erfolgte. Im Gegensatz zu der Leerheit von Transversum und Descendens steht eine auffallende Retention des Kotes im Coecum-Ascendens, wo wir (noch nach 48 Stunden und darüber) dichte, homogene Massen vorfinden, während es normalerweise schon nach 24 Stunden nur mehr geringfügige Reste von Kontraststuhl enthalten soll. Mit gutem Grunde nennt daher Stierlin, dem wir die erste und zugleich erschöpfende Schilderung dieser Obstipationsform verdanken (Münch. med. Wochenschr. 36, 1911) dieselbe: „Obstipation vom Ascendenstypus."

3. Parallel mit der Retention im Coecum-Ascendens geht andererseits eine Retention im Colon pelvicum einher. Die Defäkation erfolgt trotz der dort vorhandenen Masse nicht. (Hertz nennt dies Dysschezie.)

Fragen wir nun nach den Ursachen, die bei der geschilderten abnormen Art des Stuhltransportes im Spiele sein können, so wären a priori zwei Möglichkeiten denkbar:

a) Das Coecum-Ascendens besitzt eine idiopathische Schlaffheit (Atonie) und hält primär den Chymus abnorm lange zurück. Das übrige Kolon aber zeigt gute, ja erhöhte Kontraktibilität, so daß der Transport, der einmal aus dem Ascendens übergetretenen Stuhlpartikel normal rasch erfolgt, die Zerschnürung aber sogar verstärkt ist. Wie man sieht, hat diese Annahme etwas Gezwungenes, indem sie die unwahr-

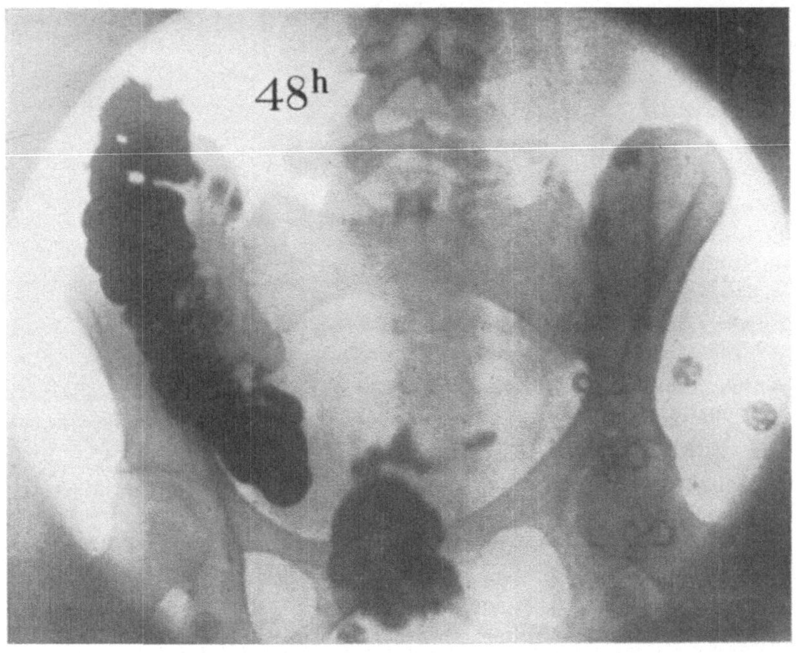

Abb. 50. Dyskinetische Obstipation 48ʰ nach Einnahme der Kontrastmahlzeit.

scheinliche Voraussetzung nötig macht, daß an ein Coecum-Ascendens mit Hypofunktion sich unmittelbar ein Transversum und Descendens mit Hyperfunktion schließe.

b) Die Coecum Ascendens-Retention ist eine sekundäre, bedingt durch abnorme Widerstände in einem Transversum und Descendens von erhöhter Kontraktibilität. Diese Annahme ist an sich logischer.

Von der Hyperfunktion des Transversums konnte ich mir übrigens durch folgende direkte Beobachtung ein Bild machen.

Fall VIII. 5jähriger Knabe, obstipiert, knollige, mit Schleim überzogene Entleerungen.

15. XII. 1911, 10 Uhr vormittags. Kontrastmahlzeit.

16. XII. 1911, nach 24 Stunden Coecum und Ascendens stark kontrasthältig, in der Mitte des Querkolons ein über walnußgroßer, isolierter Ballen (Abb. 51, a schraffiert). Im Descendens und unteren Sigma viel Kontrastkot (Globus pelvicus).

10 Minuten später ist eine merkwürdige Veränderung mit dem Knollen im Transversum vor sich gegangen (Abb. 51, a₁). Er ist in sechs bohnen- bis kirschgroße, kleinere Knollen zerschnürt, von denen ein Teil anterograd, ein Teil retrograd gewandert ist.

Es hat also eine plötzliche abnorme Verstärkung der kleinen Bewegungen stattgefunden.

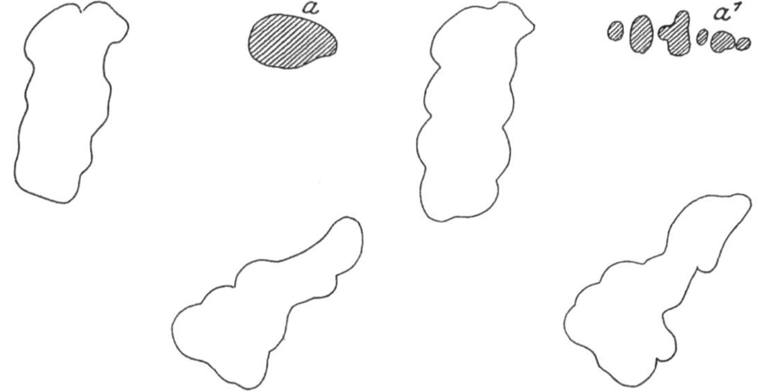

Abb. 51. Hypersegmentation und Repulsion bei dyskinetischer Obstipation.

Hierher gehören auch die Fälle von Böhm, Bloch, Stierlin und Verfasser, wo zu verschiedenen Untersuchungszeiten verstärkte retrograde Verschiebungen im Transversum und Descendens, ja selbst im Colon pelvicum beobachtet werden konnten. Ich bezeichnete diese Vorgänge als Hypersegmentation und Hyperrepulsion. (Vgl. Schwarz, Münch. med. Wochenschr. 1912, No. 40.)

Alle diese Momente weisen auf eine erhöhte Irritabilität des Transversums und Descendens hin, die man für die geschilderte Störung der Stuhlverteilung und der Stuhlförderung verantwortlich machen muß. Bei dem langdauernden Aufenthalt des Chymus im Coecum-Ascendens, der damit verbundenen, intensiveren und durch die erhöhten Kontraktionen in späteren Darmabschnitten nur noch verstärkten Eindickung (vermehrte Kotausnutzung bei Obstipierten nach Adolf Schmidt, „Die Funktionsprüfung des Darmes mittels der Probekost, Wiesbaden, Bergmann 1908"), kann man schließlich verstehen, daß die Reizwirkung eines aus kleinen ausgetrockneten Partikeln resultierenden Globus pelvicus verringert ist. Überdies erfolgt die Volumzunahme des letzteren immer nur durch kleine Portionen, die Spannungsdifferenz — auf die

es, wie schon früher erwähnt, so sehr für den Stuhldrang ankommt —
nimmt also nicht plötzlich, sondern allmählich zu. Gründe genug, um
auch die oben beschriebene „Dysschezie" bei diesem Obstipationstypus
verständlich zu machen.

Fassen wir nunmehr unsere Ausführungen kurz zusammen, so fanden
wir in dieser zweiten Gruppe eine Obstipationsform, die röntgenologisch
charakterisiert ist, durch eine Koordinationsstörung in dem Ablaufe
der Kolonbewegungen, eine Hyperfunktion des Transversums und Descendens. Die Zertrennung der Kotsäule ist gesteigert. Der Transport
ist an und für sich nicht verzögert, die Bildung des Globus pelvicus
erfolgt annähernd in normaler Zeit. Da aber durch die abnorme Kon-
traktionsarbeit der mittleren Kolonhälfte eine Retention im Coecum
Ascendens einerseits, eine stärkere Segmentation und Rückver-
schiebung der zu fördernden Kotpartikel andererseits bewirkt wird,
so wird der Globus pelvicus qualitativ und quantitativ derart verändert,
daß seine Fähigkeit, den Defäkationsreflex auszulösen, abnimmt.
Wir bezeichnen diesen ganzen Komplex von Unordnung in der normalen
Kolonbewegung als „dyskinetische Obstipation". Diese Dys-
kinese ist im wesentlichen eine Hyperkinese. Da, wie wir später hören
werden, Hyperirritabilität und Hyperperistaltik in den erkrankten Darmpartien zu den typischen Eigenschaften der Kolitis gehören, so wird
der Zusammenhang der dyskinetischen Obstipation mit chronisch katarrhalischen Veränderungen des Dickdarms verständlich.

Wir wollen zum Schluß noch eine kurze Bemerkung anfügen über
das Verhältnis unserer röntgenologischen Befunde zu den Anschauungen
über die chronische Obstipation, die vor der Röntgenära bestanden.
Nachdem zunächst unter dem Begriffe der habituellen Stuhlverstopfung
alles zusammengefaßt wurde, was der Laie darunter versteht, hat bekanntlich Fleiner[1]) im Jahre 1893 eine Zweiteilung vorgenommen und
von der Gruppe der „atonischen Obstipation" eine andere Gruppe ab-
getrennt, die er mit dem Worte „spastische Obstipation" belegte und
die er folgendermaßen definierte: „Die Konstipation, die ich hier meine,
beruht in der Zurückhaltung fester Kotmassen durch Darmabschnitte,
welche in Kontraktur dieselben festhalten und ihre Fortbewegung
hemmen, statt sie zu bewirken." Als klinische Erkennungszeichen
der spastischen Obstipation wurden der kleinkalibrige Stuhl, die Tastung
strangförmig kontrahierter Kolonanteile, der krampfhafte Verschluß des
Sphinkter ani angeführt, bis Boas[2]) in überzeugender Weise darlegte,
daß alle diese Symptome einerseits auch beim Gesunden vorkommen
können, andererseits für einen bestimmten Verstopfungstypus nicht
charakteristisch seien und daß „somit die Trennung zwischen atonischer
und spastischer Obstipation für eine gekünstelte erklärt werden müsse".

---

[1]) Fleiner, Berl. klin. Wochenschr. 1893, Nr. 3.
[2]) Boas, Arch. f. Verdauungskrankheiten 1909.

Überblicken wir das Resultat der Röntgenuntersuchung, so müssen wir bestätigen, daß diese nichts ergeben hat, was sich für die Annahme einer Kolonatonie (im Sinne einer Erweiterung) oder für die Annahme eines Kolonspasmus (im Sinne einer tonischen Kontraktur) verwerten ließe. Insoweit trifft die Auffassung von Boas unbedingt das Richtige.

Andererseits aber zeigte die röntgenologische Beobachtung doch zweifellos, daß die chronische Stuhlverstopfung keinen einheitlichen Mechanismus besitzt. Wir haben versucht, die alte Zweiteilung in neuer Form beizubehalten, sind uns aber dabei bewußt, daß eine intensivere röntgenologische Beschäftigung mit dem Obstipationsproblem wahrscheinlich eine viel größere Variabilität der Typen zeitigen wird. Auch dem Studium des Einflusses diätetischer und pharmakologischer Maßnahmen auf die Obstipation erschließt das Röntgenverfahren ein noch so gut wie unbebautes Feld.

IX. Die röntgenoskopische Beobachtung des Kontrasteinlaufes nach Haenisch.

Wir waren imstande unsere bisherigen Befunde und Erörterungen nur auf Grund der einen Methode zu entwickeln, die in der Verfütterung einer Kontrastmahlzeit und in der Verfolgung der natürlichen Passage besteht.

Für unsere weiteren diagnostischen Aufgaben reicht aber das Verfahren per os, allein angewendet, nicht mehr durchwegs aus und wir können in unseren Darlegungen nicht fortfahren, ohne vorher eine andere Methode der röntgenologischen Dickdarmuntersuchung — den Kontrasteinlauf — eingehend geschildert zu haben.

Der erste, der schattengebende Massen per Klysma ins Kolon einbrachte, war Schüle. Seine Arbeit „Über Sondierung und Radiographie des Dickdarms" (Boas Archiv S. 111 aus dem Jahre 1904) zeigte, daß mittels einer Wismutölmischung ein Röntgenschattenbild des Dickdarms bis zur Bauhingschen Klappe zu erhalten sei.

Von Rieder in seiner grundlegenden Arbeit (Fo. VIII) gleichfalls zur Darstellung des Kolons empfohlen, sind diese Einläufe in der Folge stets so vorgenommen worden, daß eine Wismutbolusaufschwemmung [1] dem Patienten per Klysma appliziert und danach in einem separaten Akte röntgenoskopiert und röntgenographiert wurde. Die diagnostische Ausbeute dieses Verfahrens — ich nenne es das zweizeitige oder indirekte — blieb gering — und mußte gering bleiben. Erinnert man sich an die bald nach einem Klysma einsetzenden,

---

[1] Nach Kaestles Vorschrift: 75 g Bi. carbonat., 250 g Bolus alba und 1000 g Wasser.

starken, formverändernden Kontraktionen des Kolons (vgl. Kapitel V S. 41), so muß man sich wohl sagen, daß die auf Einlaufsfüllung erst nachträglich erfolgende Röntgenphotographie Füllungsdefekte, Dimensionsveränderungen etc. aufweisen kann, deren funktioneller Ursprung grobe Täuschungen ermöglicht. Aber nicht nur in dieser Beziehung bietet das indirekte Einlaufsverfahren keine Sicherheit. Die Feststellung zeitlicher und räumlicher Koinzidenz eines während des Einlaufs sich ergebenden Hindernisses mit dem Auftreten von Schmerz, die Konstatierung eines Wechsels etwaiger spastischer Kontrakturen, die Erkennung von Konstanz oder Inkonstanz einer Schattenaussparung und ihres Zusammentreffens mit eventuellen palpatorischen Befunden — all das ist nach der zweizeitigen Methode a priori ausgeschlossen.

Darum bedeutete das von Hänisch (Münch. med. Wochenschr. 1911, S. 2375) inaugurierte Verfahren einen ganz enormen Fortschritt. Hänisch legte die Patienten auf ein „Trochoskop" (das ist eine tischartige Einrichtung, um einen Kranken von unten her zu durchleuchten) und beobachtete das Einfließen des Einlaufs selbst, sozusagen in statu nascendi. Hänischs Verfahren beseitigt nicht nur die Fehlerquellen des zweizeitigen, sondern bietet auch die oben angeführten Möglichkeiten zur Kombination von röntgenologischer und klinischer Beobachtung. Wer sich, wie der Verfasser, eingehend mit der Hänischschen Methode beschäftigt, wird es mitunterschreiben, wenn ich sage: Das alte, zweizeitige, indirekte Verfahren sollte überhaupt nicht geübt werden, sondern nur das Verfahren von Hänisch. Dieses erfordert ja vielleicht einen etwas komplizierteren Apparat und bessere Technik, bietet aber dafür solche Vorteile, daß ihm die ausschließliche Geltung zugesprochen werden muß.

Es ergab sich der Anlaß, mehrere kleine Modifikationen an der Haenischschen Technik vorzunehmen. Als Mangel wurde bei unseren Einläufen oft der Umstand empfunden, daß bei Inkontinenz des Anus oder unüberwindlichem Stuhldrang Einlaufmasse ausfloß, die Unterlage überschwemmte und dadurch zur Unterbrechung der Durchleuchtung Anlaß gab. Aus diesem Grunde habe ich an dem Irrigationstischchen [1]) (Abb. 51a), dessen Bild nebenstehend reproduziert ist, die Anordnung so getroffen, daß der Patient mit dem Gesäße an den Rand zu liegen kommt, die Beine auf entsprechenden Unterlagen gespreizt werden. Am Ende des Tisches ist eine Art Ablauf aus Gummistoff angebracht, der eventuell herausrinnende Einlaufsmasse gegen einen darunter stehenden Kübel ableitet. Auf diese Art ist man vor den unangenehmen Folgen plötzlich eintretender Entleerungen geschützt, ja man kann dieselbe absichtlich vornehmen lassen, um gleich darauf eine zweite Einlaufsuntersuchung anzuschließen, da erst die Wiederholung, wie Haenisch hervorgehoben hat, die Sicherheit unserer Schlüsse gestattet. Gegen den Stuhldrang kann man sich nach Haenisch leicht dadurch

---

[1]) Im übrigen gleicht das Irrigationstischchen jeder anderen Untertischeinrichtung für Röntgenzwecke. Es trägt unter der Tischplatte eine bewegliche Blende und die Röntgenröhre. Es ist auch für jeden anderen trochoskopischen Zweck verwendbar und ermöglicht bei den Einläufen ein störungsfreies Arbeiten ohne Hilfskraft.

schützen, daß man den Irrigator senkt, so daß die Flüssigkeit wieder in ihn zurückrinnen kann (Heberwirkung). Gegen die Incontinentia ani allerdings nicht. Hat man kein entsprechend gebautes Irrigationstischchen, dann muß man sich durch Unterlage von Billrothbattist und Verwendung großer Mengen von aufsaugender Kompressen, Watte, Gaze etc. nach Tunlichkeit helfen.

Als Einlaufsmittel benützt Hänisch eine Wismut-Karbonat-Bolusaufschwemmung, wir haben eine andere Mischung als vorteilhaft gefunden, die nach folgender Vorschrift hergestellt wird:

Barii sulfurici (für Röntgenzwecke)   150,0
Mondamin = Maisstärke   25,0
M. f. pulvis. Vorrätig zu halten.

Das Pulver wird mit etwas kaltem Wasser zu einer Paste abgerührt, dann in $^1/_2$ l Wasser aufgekocht. Schließlich wird das Ganze durch Zu-

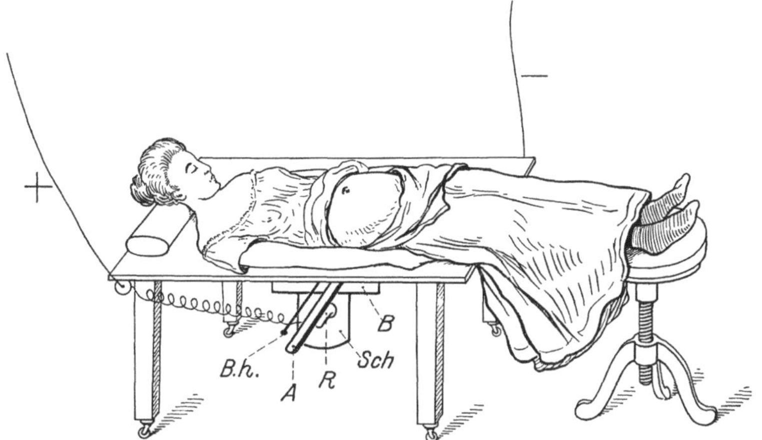

Abb. 51 a. Irrigationstischchen nach Schwarz. B.h. = Blendenhebel, A = Dirigierarm, R = Röntgenröhre, Sch = Schutzkasten, B = Blende.

satz von kaltem Wasser auf $1^1/_2$ l verdünnt. Dieses Irrigat ist nicht nur sehr billig, sondern hält dank des (von Schlesinger [Berlin] eingeführten) Mondamins das Kontrastpulver ausgezeichnet in Suspension und besitzt etwa die Konsistenz dünnen Rahms.

Die Irrigationsmasse muß ausgesprochen flüssig, d. h. leicht fließend sein, lieber dünner als zu dick, da es sonst geschehen kann, daß das Rohr verstopft.

Statt des Mondamins, das Maisstärke ist, kann man natürlich auch eine andere Stärkeart benützen, doch verteilt sich Mondamin am feinsten.

Die Kontrastmittel-(Mondamin-)Stärkesuspensionen sedimentieren zwar wenig, aber sie sedimentieren dennoch. Wir paralysieren diesen Umstand dadurch, daß eine zweite Person, die den Irrigator hält, mittels eines langstieligen Kochlöffels die Flüssigkeit dauernd umrühren muß. Will man sich diese Person ersparen, so kann man einen Irrigator verwenden, der folgendermaßen gebaut ist (Abb. 52). Ein aus Metall bestehendes Gitter taucht in die Flüssigkeit ein und sinkt durch seine Schwere auf den Grund des Behälters. Der Abfluß befindet sich etwas höher. Dieses Gitter (Siebplatte) kann mittels einer Schnur gehoben und gesenkt werden, die über ein Rädchen aus dem Irrigator hinaus in die Nähe des Untersuchers führt, der entweder manuell oder durch ein einfaches Pedal von Zeit zu Zeit einen Zug an ihr ausübt und dadurch das Umrühren der Masse selbst besorgen kann. Der Irrigator ist an einem senkrechten Holzstab des Tischchens verstellbar anzubringen — oder an die Decke zu hängen.

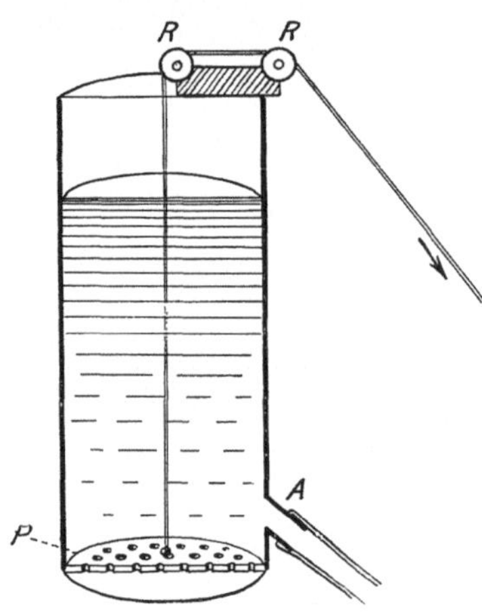

Abb. 52. Durchschnitt durch einen „Mischirrigator". R R = Rädchen, P = Siebplatte, A = Ablauf.

Ein nicht zu vernachlässigendes Detail betrifft den Hahn des Schlauches. Die gewöhnlichen Lochhähne sind nicht verläßlich und verlegen sich leicht. Da ein derartiges Vorkommnis zu großen Irrtümern führen kann — bauen wir doch auf ein sichtbares Stoppen des Einfließens weitgehende Schlüsse —, so muß die absolute Durchgängigkeit des Hahnes stets gewährleistet sein. Diesem Postulate entsprechen eigentlich nur die Quetschhähne, die den Schlauch von außen komprimieren. Sie sollen so eingerichtet sein, daß sie auch beim Loslassen der Klemme offenbleiben. Die Firma Reiner, Wien, liefert hülsenartige, sehr zweckmäßige Quetschhähne für Irrigatoren.

Haenisch appliziert vor der Irrigoskopie ein Reinigungsklysma in der Voraussetzung, daß Stuhlresiduen zu Täuschungen Anlaß geben könnten. Holzknecht aber wies darauf hin, daß diese Besorgnis unbegründet ist, daß vielmehr an einem mit Kontraststuhlmassen gefüllten Kolon immer gezeigt werden kann, wie dieselben von der Irrigationsflüssigkeit umflossen und eingehüllt werden. Aus persönlicher Erfahrung schließe ich mich Holzknecht vollkommen an. Bei zahlreichen Untersuchungen waren die im Kolon enthaltenen Wismutknollen, -Bänder etc. niemals störend für den Einlauf. Wie wenig selbst enorme Stuhlquanten ein Einlaufshindernis abgeben, davon zeuge folgende Beobachtung:

Ein Patient erhielt am 5. VII. 9 Uhr morgens die Riedermahlzeit. Am nächsten Tage fand sich ein über kindskopfgroßer Kontraststuhlklumpen in der Ampulle. (Vgl. Abb. 53, schraffiert.)

Bei dem nun applizierten Einlauf (Rohr nicht hoch eingeschoben) fließt die Flüssigkeit (punktiert) rasch ohne nennenswerte Stockung neben dem Klumpen vorbei und gelangt bis ins Cökum.

Dieser Fall demonstriert nicht nur, auf welche Weise trotz hochgradig mit Stuhl überfüllter Ampulle große Quantitäten von Irrigationsflüssigkeit ins Kolon gelangen, sondern auch, wie sie daselbst retiniert werden können. Der Globus pelvicus wirkt gleichsam als Tamponverschluß für die an ihm vorbei in höhere Kolonabschnitte gelangten Flüssigkeitsmengen, die, wenn von reizloser Qualität (Öl), auf die Art lange Zeit im Kolon verbleiben.

Der Gang einer direkten Irrigoröntgenoskopie (ich wählte diesen Namen, um eine Verwechslung mit dem alten zweizeitigen Einlaufsverfahren zu vermeiden) gestaltet sich nun folgendermaßen:

Patient entledigt sich seiner Kleider bis auf Hemd, Strümpfe und Schuhe. Beinkleider sind nicht nur tiefer zu streifen, sondern ganz zu entfernen, da sie benäßt werden können. Der Kranke legt sich auf das Irrigationstischchen in ruhiger Rückenlage, bei (durch Unterschieben eines Polsters) etwas erhöhtem Becken. Das Darmrohr (nicht zu stark eingefettet, weil es sonst zu leicht aus dem Rektum herausgleitet) wird ca. drei Querfinger hoch (nicht höher) eingeführt. Schon Rieder (l. c.) hat gezeigt, daß die Anfüllung des

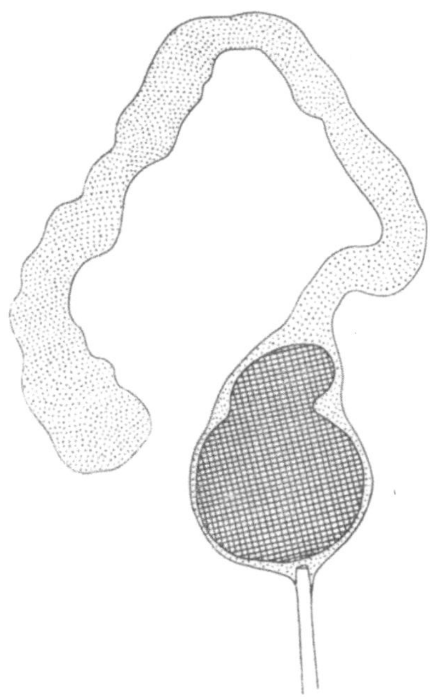

Abb. 53. Einlauf an der ampullären Schattenmasse vorbei passierend.

Kolons bis in dessen proximalste Partien ohne weiteres gelingt, wenn der Schlauch auch nur wenige Zentimeter weit ins Rektum vorgeschoben ist. Schüle wies nach, daß das hohe Hinaufschieben des Rohres sogar dem Zwecke abträglich ist, da eine Aufrollung, Knickung desselben zustande kommen kann.

Nachdem die Netzhaut des Untersuchers nun vollkommen dunkeladaptiert ist (10 Minuten), wird die Untertischröhre eingeschaltet und zunächst die Gegend des kleinen Beckens mit mittlerer Blendenöffnung betrachtet. Der Schirm soll von einem der Zuseher leicht schwebend über dem Abdomen des Patienten gehalten werden, damit dasselbe nicht zu stark durch das große Schirmgewicht (Bleiglassicherung!) komprimiert werde.

Der Einlauf kann dann beginnen, wenn das im Rektum liegende

Rohr deutlich sichtbar ist. (Ist die Adaptierung des Auges noch nicht so gut, dann warte man lieber länger.)

Während nun die Röntgenröhre in dauerndem Gange erhalten wird, öffnet man den Hahn des Irrigationsschlauches. Alsbald erscheint am eingeführten Ende desselben ein birnförmiger Schatten, der rasch exzentrisch an Größe zunimmt. Es stellt den Ausguß der Ampulle dar (Abb. 54, I). Nachdem eine mehr minder große Ausdehnung der Ampulle stattgefunden hat, beginnt die Flüssigkeit einen Ausweg gegen das Sigma zu suchen, der entsprechend der variablen Lage desselben bald mehr rechts, bald in der Mitte, bald mehr links erscheint. Davon hängt es auch ab, ob wir den distalen Sigmaschenkel gut überblicken können oder nicht. Liegt er mehr rechts oder medial, dann wird er von den Schattenmassen in der Ampulle verdeckt. Liegt er links, dann erscheint er frei. Das Einfließen ins Sigma, wie überhaupt in die höheren

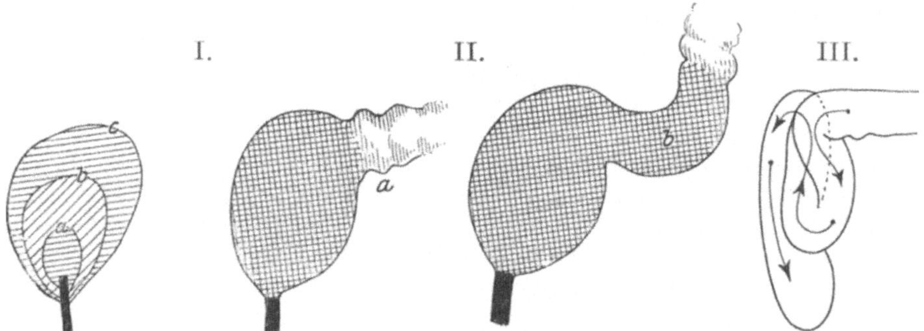

Abb. 54. Schema des Einfließens. I. in der Ampulle, II. im Sigma, III. an der Flexura hepatica.

Partien des Kolons geschieht nun nicht mehr so einfach wie in der Ampulle, sondern nach einem eigentümlichen Modus (Abb. 54, II).

Die zuerst vordringenden, relativ noch geringen Mengen bilden ein verwaschenes Bild, an dem hellere und dunklere Partien abwechseln und an dem Haustrenzeichnung erkennbar ist. Das sind die Vorläufer (a). Weiterhin aber wird unter dem dehnenden Einflusse der nachströmenden Hauptmasse dieses Bild substituiert durch ein anderes (b). Die Haustren verstreichen, der Schatten wird homogen, tiefdunkel, etwas breiter und deutlich geschlungen (länger). Nicht selten finden wir im Sigmoideum einen Aufenthalt des Einlaufs, der durch lokale spastische Einziehungen der Haustra bedingt ist, deren Überwindung einige Zeit erfordert.

Ist das Sigma überwunden, so fließt die Irrigationsmasse meist sehr rasch ins Kolon descendens bis zur Flexura lienalis. Hier kommt es physiologischerweise zu einer länger dauernden Retardation der weiteren Füllung.

Das Kolon descendens liegt in seinem der Milzflexur zugehörigen Schenkel weit dorsalwärts, der Querkolonschenkel der Flexura lienalis aber liegt mehr vorne, so daß die Flüssigkeit erst gegen ihn aufsteigen muß. Überdies ist die Knickung der Flexura lienalis meist sehr scharf. Um den Übertritt zu beschleunigen, läßt man den Patienten sich nach rechts drehen, worauf sich das Querkolon bald füllt.

Am Querkolon bemerkt man bisweilen ein gewisses, bald mehr, bald weniger ausgesprochenes Hellerwerden der Füllung, median, vor der Wirbelsäule. Diese letztere wirkt bei starker Lordose als prominente Masse, wie ein Kompressorium von hinten her, besonders bei gesteigertem intraabdominellen Druck (Fettbauch, Aszites).

An der Flexura hepatica rinnt der Flüssigkeitsstrom nicht immer sofort ins Ascendens; er fließt zwar zunächst in einer mit diesem parallelen Richtung, so daß man schon glaubt, in ihm angelangt zu sein. Kurz darauf aber bemerkt man, daß der Weg wieder umkehrt, um erst nach einer neuerlichen Wendung ins Ascendens zu biegen (Abb. 54, III).

Einmal im Ascendens angelangt, verbreitet sich daselbst die Flüssigkeit rasch. Hier wird neben der Progression wiederum ein Füllungsmodus eingeschlagen, der dem in der Ampulle wirksamen ähnelt. Das Ascendens und Coecum dehnt sich exzentrisch.

Die Bauhinsche Klappe ist in einem großen Prozentsatz der Fälle (16 % nach Case, Amer. Assoc. of Röntg. 1912, 12) nicht völlig suffizient, so daß man neben dem Ascendensschatten an dessen Innenseite oft kleine, wurmförmige, indistinkte Schattenstreifen erkennt. Macht man Effleuragebewegungen, so kann man mit einiger Geduld die Einlaufflüssigkeit noch häufiger über die Ileocoecalklappe hinüberbringen.

Resumieren wir das geschilderte normale Einlaufsbild, so wäre zu sagen, daß innerhalb weniger Minuten das Kolon in Rückenlage bis zum Coecum angefüllt wird, wobei wir gewisse physiologische Hindernisse zu berücksichtigen haben, die durch Zuwarten und Lageänderung zu überwinden sind. Breitendehnung findet hauptsächlich in der Ampulle, und in geringerem Maße im Coecum-Ascendens statt. Dagegen zeigt sich aber bei größerem Einlaufen eine Dehnung des Kolons in die Länge, was sich im Verstreichen der Haustra und in Schlingenbildungen äußert, von denen wir bisher nur die an der Flexura hepatica erwähnt haben, die aber an der Flexura sigmoidea und im Transversum entsprechend dem dort vorhandenen, langen Mesenterium gleichfalls auftreten können. Da unsere Einlaufflüssigkeit vollkommen bland ist, erfolgt normalerweise ihr Vordringen bis ins Coecum ohne momentane Auslösung stärkerer, sichtbarer, peristaltischer Kontraktionen. Mehrere Minuten vergehen ohne solche — selbst nach Erreichung des proximalsten Kolons. Auch die verstrichene Haustrenzeichnung kehrt erst nach einiger Zeit wieder. Am frühesten gewöhnlich im Sigmoideum. Am entzündlich gereizten Kolon allerdings löst der Kontrasteinlauf charakteristische Kontraktionsphänomene aus, die wir darum auch diagnostisch verwerten werden. (Vgl. ein späteres Kapitel.)

X. Form- und Dimensionsveränderungen des Kolons von krankheitserzeugendem Charakter.

Wir haben wiederholt auf die große Variabilität hingewiesen, welche schon physiologischerweise dem Kolon bezüglich seiner Länge, Gestalt und Situation zukommt. Diese Mannigfaltigkeit wurde ja so recht eben erst durch die Röntgenuntersuchung aufgedeckt. Darum hüte man sich davor, jede bei der Röntgendurchleuchtung etwa zutage tretende Formabweichung des Dickdarms gleich auch als etwas Krankhaftes zu erklären, in ihr sofort die Ursache der Beschwerden zu sehen, derenthalben der Patient den Arzt aufgesucht haben mag. Eine tiefliegende, rechte Flexur, ein mehrfach gewundenes Transversum, ein nach rechts ausladendes langes Sigma usw., all das wird der Erfahrene oft auch bei Personen gefunden haben, die niemals die geringste Störung ihrer Darmtätigkeit beklagten. Insbesondere gilt dies für die Ptosen des Kolons, die man so häufig bei völlig Darmgesunden antrifft, und mit denen wir uns darum auch in einem eigenen Kapitel gar nicht mehr befassen wollen. Abgesehen von diesen — wie gesagt — physiologischen Abwandlungen des strengen Normaltypus gibt es aber doch Fälle, wo Bildungsanomalien am Dickdarm für ihren Träger Anlaß zu vielfältigen Beschwerden, ja selbst zu akuten Gefahren werden können.

A. Pathogenes „Makrosigma".

Die Abgrenzung des pathologischen Begriffes „Makrosigma" ($\mu\alpha\varkappa\varrho\acute{o}\varsigma$ = lang) gegenüber den zahlreichen physiologischen Länge- und Lageverschiedenheiten des Sigmoideums zu finden ist schwer. Wir wollen uns die Bezeichnung für jene Fälle reservieren, die entweder durch ihren exzessiven Grad oder dadurch hervorstechen, daß sie eben krankhafte Störungen der normalen Dickdarmtätigkeit verursachen.

Die leichtesten Formen solcher Störungen bestehen in Verstopfung, und wir haben ja als häufiges Syndrom des hypokinetischen Obstipationstypus eine abnorme Länge des Kolons, insbesondere in seinem sigmoidalen Teil schon an anderer Stelle beschrieben.

Das Makrosigma kann aber unter Umständen zu viel ernsteren Erscheinungen führen. Es ist eine den Chirurgen und Anatomen wohlbekannte Tatsache, daß der Volvulus, abgesehen vom Ileum, am häufigsten am Sigmoideum vorkommt, hier aber nur dann, wenn dieses übermäßig lang entwickelt ist. So sagt Heller (Münchener med.

Wochenschr. 1911, Nr. 20): „Prüft man unbefangen das in der Literatur
niedergelegte Material von Achsendrehung (Volvulus) des Sigmas und
vergleicht es mit den eigenen Erfahrungen am Sektionstische, so wird
man zu dem Schlusse gelangen, daß nur eine angeborene Anomalie
des Sigmas Ursache seiner Achsendrehung sein kann."

In der Tat begegnet man röntgenologisch nicht selten Fällen von
chronischem Volvulus leichteren Grades (der akute und totale gelangt

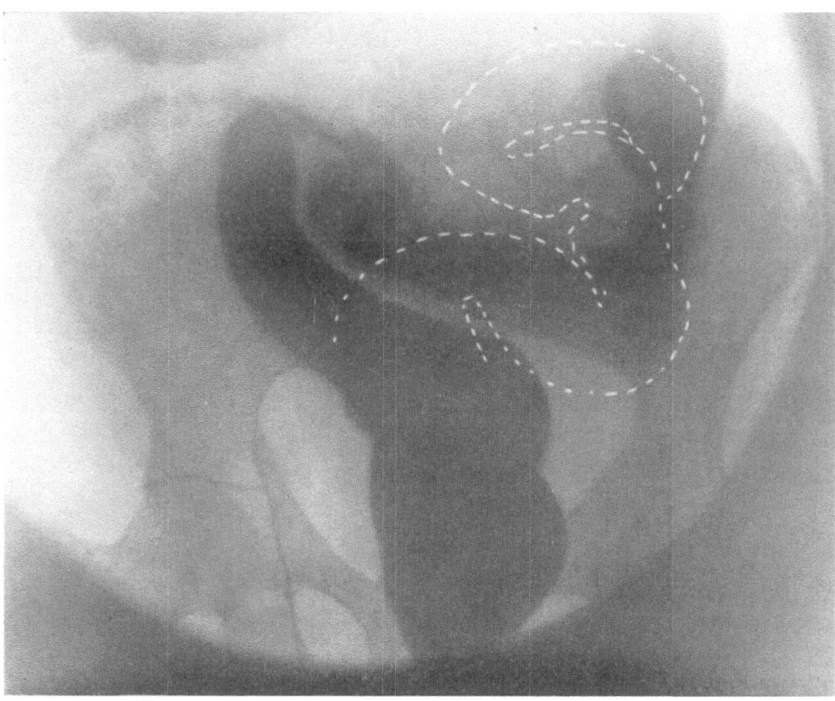

Abb. 55. Fall IX. Makrosigma im anfallsfreien Stadium.

wegen der Foudroyanz der Erscheinungen meist sofort auf den Operations-
tisch), als dessen Ursache sich dann ein abnorm langes und gedrehtes
Sigma ergibt. Z. B.:

Fall Nr. IX. Ein ungefähr 26jähriger junger Mann, von mäßigem
Ernährungszustande, leidet seit Jahren an folgenden Erscheinungen.
Nach monatelangem ungestörtem Befinden treten ziemlich plötzlich
heftige, schneidende Schmerzen in der linken unteren Bauchgegend
auf, und gleichzeitig stellt sich vollkommene Verstopfung, ja selbst
Unmöglichkeit, Gase zu entleeren, ein. Infolgedessen wird er immer
mehr aufgetrieben, das Allgemeinbefinden ist schlecht, er muß zu Bett
liegen. Nach mehrtägiger Dauer dieses Zustandes bessern sich die

Schmerzen, es gehen Gase und auch Stuhl ab. Bald kommt es aber wieder zu einem Rückfall. Die Pausen zwischen Gesundheit und Krankheit werden in der letzten Zeit immer kürzer. Die klinische Annahme bewegt sich in der Richtung einer chronischen Darmstenose (Tumor). Deshalb wird Patient der Röntgenuntersuchung zugeführt. Auf die Einnahme von Kontrastmahlzeit wird verzichtet und sofort die direkte Irrigoskopie vorgenommen. Diese ergab folgendes Resultat:

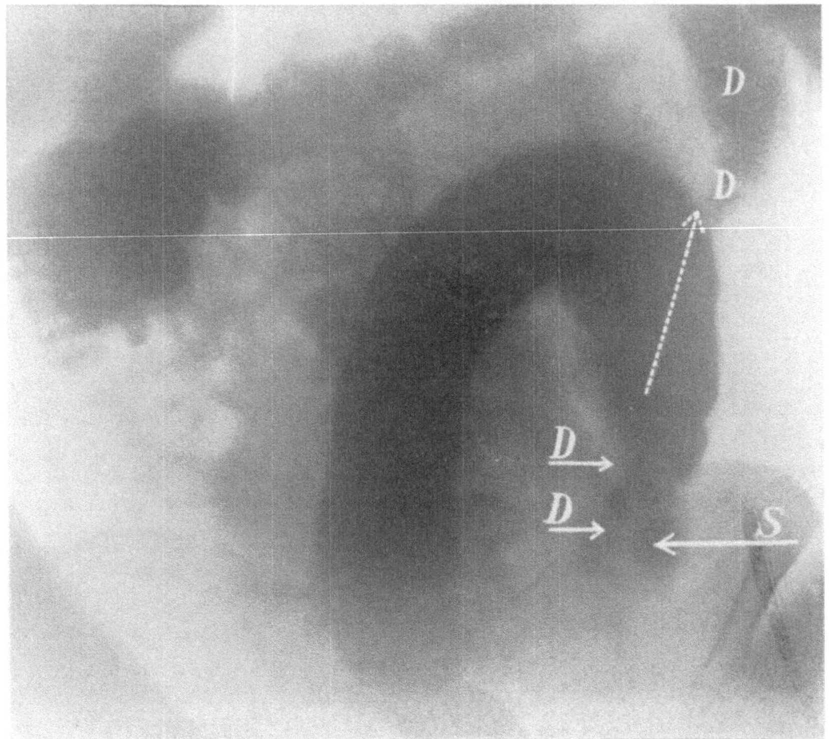

Abb. 56. Fall IX im Anfall. Makrosigma, Volvulus am Übergang ins Kolon descendens. S = Sigma, D = Descendens.

a) Im anfallsfreien Stadium. Der Kontrasteinlauf gelangt nach Anfüllung der Ampulle in ein nach rechts oben bis zum rechten Darmbeinkamm sich erstreckendes Sigma, das hier in Form einer Haarnadelkrümmung wieder nach links unten zurückbiegt und in spitzem Winkel ins Descendens übergeht (Abb. 55).

Bei der Wiederholung des Kontrasteinlaufes am übernächsten Tage nimmt das abnorm lange Kolon einen anderen Verlauf (Abb. 55, punktierte Linien), es ist zweimal S-förmig geschlängelt, in sich zusammengerollt und liegt ganz am linken Darmbeinteller. (Nebenbei

ein Beispiel dafür, wie wenig man von den Einlaufsbildern
des Dickdarms selbst in ein und demselben Falle Identität
erwarten kann.)

Bei beiden Irrigoskopien floß die Masse ungehindert, ohne den
geringsten Schmerz auszulösen, ins Descendens und weiter hinauf.

b) Während des Anfalles. Die Irrigoskopie zeigte während
des Anfalles völlig veränderte Verhältnisse (Abb. 56). Der Kontrasteinlauf fließt von der Ampulle in eine median gelegene, direkte Fortsetzung, die geradewegs bis zum linken Rippenbogen aufsteigt, dort
in flacher Krümmung nach unten und außen umbiegt, um zum Beginn des Descendens am linken Darmbeinteller zu gelangen. Der
Übergang in das letztere ist erschwert. Der Patient äußert intensiven Schmerz in der linken Fossa iliaca. Die ein-
laufende Flüssigkeit staut sich im Sigma und dilatiert dasselbe immer
mehr. Sieht man näher zu, so erkennt man an dieser Übergangsstelle,
daß hier der absteigende Schenkel des Sigmas nach außen vom Descendens liegt, daß ferner die Kommunikation beider äußerst schmal
ist und in höchst spitzem Winkel erfolgt. Hier liegt das Hindernis.
Den fortgesetzten Bemühungen aber gelingt es doch, ausreichende
Flüssigkeitsmassen über diese kritische Partie weiter hinauf bis in
Transversum und Ascendens zu bringen. In dem Momente, wo die
Passage frei wurde, hörte auch der Schmerz auf.

Epikrise: Ein abnorm langes Sigma, von abnormer Beweglichkeit
bewirkte dadurch, daß es nach außen vom Descendens zu liegen kam,
eine Verdrehung (Volvulus) des Darmes an dieser Übergangsstelle,
derzufolge ein beträchtliches Passagehindernis zustande kam, das auch
retrograd mittels Einlaufes nachgewiesen werden konnte.

Ein Makrosigma kann also seinem Träger durch Strangulationsileus
gefährlich werden, muß dies aber nicht. Es bedingt nach Heller
an und für sich keine krankhaften Erscheinungen, aber es ist die Ver-
anlagung zu solchen. So zeigt Abb. 57, die ich Dr. Case verdanke, ein
Makrosigma bei einer Frau, die außer Obstipation keinerlei Beschwerden
hatte. Das Sigmoideum läuft vom linken Darmbeinteller parallel zum
Querkolon bis zum Coecum nach rechts. Kienböck berichtet (Münch.
med. Wochenschr. 1913, Nr. 2) über ein röntgenologisch aufgedecktes
Sigma. das bis an die rechte Zwerchfellkuppe reichte und 96 cm maß,
während das ganze übrige Kolon (Descendens und Transversum und
Ascendens) nur 84 cm Länge aufwies. Er gebraucht die treffende Bezeichnung „Sigma elongatum mobile“.

Das Makrosigma ist kongenital und als ein Rückschlag in jene
Embryonalstufe aufzufassen, wo das Kolon gleich dem Dünndarm
ein sehr langes, freies Mesenterium aufweist.

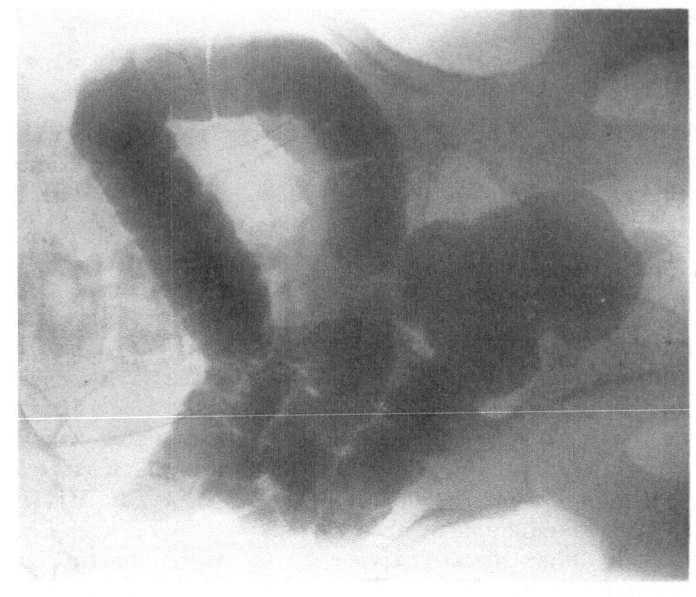

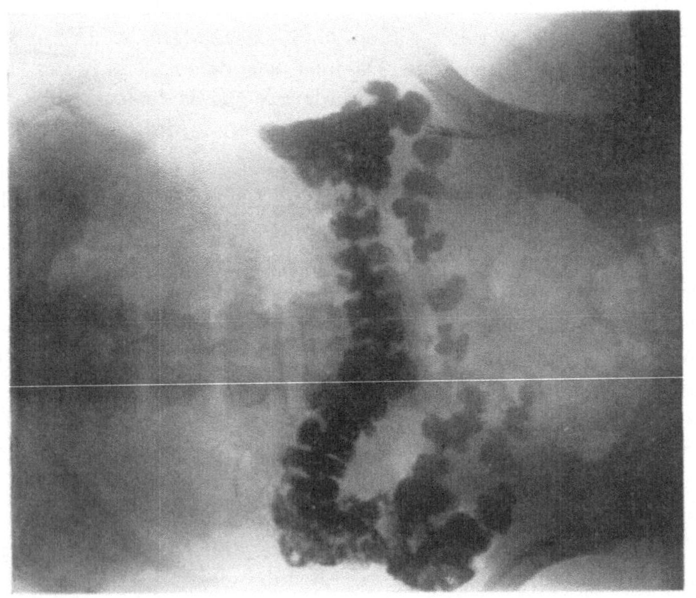

Abb. 57. Makrosigma, Fall von Dr. Case. a = per os, b = per Einlauf.

B. „Megasigma".

Gleichfalls kongenitalen Ursprunges ist eine andere, und zwar mit dem Makrosigma verwandte Anomalie, das Megasigma. Hier kommt zu der abnormen Länge auch noch eine abnorme Weite[1]). Ohne über die Frage zu diskutieren, ob diese abnorme Weite eine sekundäre, durch die dabei auftretende Stuhlretention bewirkte Erscheinung oder primär, angeboren ist, jedenfalls ist die Ektasie des Sigmas vergesellschaftet mit der hochgradigsten Kotanhäufung, die zu dem Hirschsprung-schen Symptomenkomplex ausarten kann: Wochenlange totale Zurückhaltung der Fäzes und typische Auftreibung des Leibes.

Während beim Makrosigma anatomisch nur eine Verlängerung besteht, klinisch entweder gar keine Zeichen, oder einfache Verstopfung, oder ileusartige Erscheinungen vorkommen, zeigt das Megasigma anatomisch immer auch Erweiterung auf das Vielfache des normalen Lumens bis zu gigantischen Sackformen, klinisch aber die eben als „Morbus Hirschsprung" angeführten, von einer Obstipation völlig verschiedenen Symptome.

Ein Beispiel möge dies näher erläutern:

Fall X. 24jähriger Handlungskommis laboriert seit früher Kindheit an folgenden Zuständen. Er hat in 4—6 Wochen überhaupt keinen Stuhl. Nach einem solchen Zeitraume, während dessen auch nicht der geringste Kot nach außen befördert wird, kommt es unter furchtbaren Schmerzen plötzlich zu einer Entleerung, die mehrere Stunden lang andauert und 6—8 gestrichene Nachttöpfe vollfüllt. Bisweilen aber sollen bei dem Patienten auch Perioden vorkommen, in denen täglich Stuhl erfolgt.

Bei der äußeren Besichtigung des gutgenährten, muskelkräftigen Mannes fällt sofort eine mächtige Vorwölbung des Abdomens auf, die genau so imponiert wie der Uterus einer schwangeren Frau im neunten Monate ihrer Gravidität. Selbst der Gang des Patienten ist ganz ähnlich dem einer Schwangeren. Befühlt man den Bauch, so tastet man einen von der Symphyse bis zum Schwertfortsatz reichenden, teigig weichen, median gelagerten, ellipsoidischen Tumor.

Der Patient erhält nun während zweier Tage zu jeder Mahlzeit ein Glas Wismutwasser.

Die dann vorgenommene Durchleuchtung ergibt ein erstaunliches Bild (Abb. 58).

Das ganze Abdominalfeld ist eingenommen von einer schwarzen Masse, die genau der Form eines hochgraviden Uterus entspricht. Die größte Breite des Schattens beträgt 26 cm, die größte Länge 33 cm.

Der Schatten entspricht der oben geschilderten Auftreibung des Leibes vollkommen und man erkennt, daß es sich hier um eine ganz ungeheuerliche Kotanhäufung handelt. Durch zweitägige Wismut-

---

[1]) Brosch gebraucht daher das Synonym: „Dilatatio rectosigmoidea".

darreichung machten wir uns eben das Substrat des Pseudotumors optisch zugänglich. Dabei kann man aber nicht übersehen, daß die während zweier Tage eingenommene Kontrastnahrungsquantität zur Bildung eines so großen Klumpens von Kontraststuhl nicht ausreicht. Man muß vielmehr das Bild so zustande gekommen denken, daß auf einem

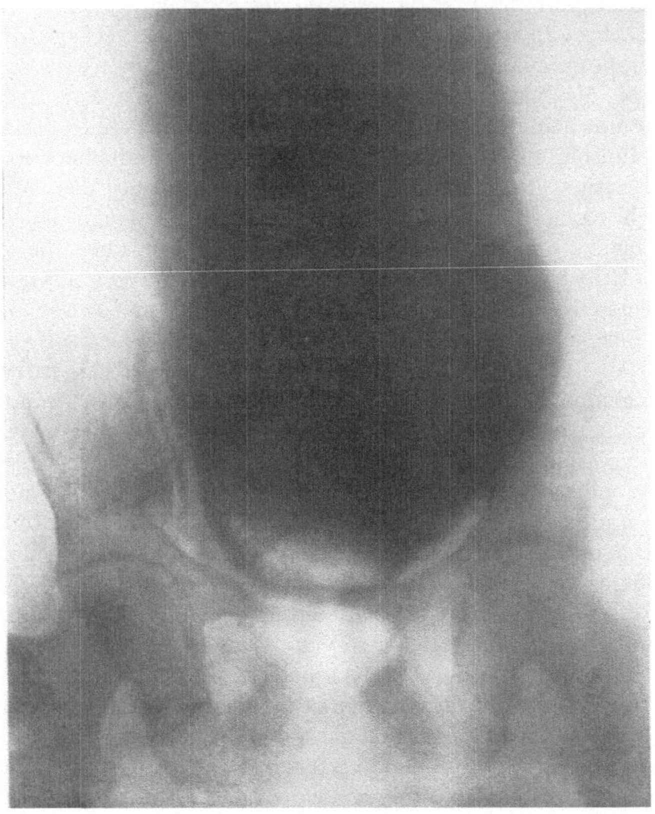

Abb. 58.   Fall X.   Megasigma.   (Hirschsprungscher Kottumor.)

Kern von unsichtbarem Kot (der Patient hatte schon seit vier Wochen keinen Stuhl) sich der neu hinzugekommene Wismutkot schalenförmig auflagerte.

Je ein ähnlicher Fall ist von Luria (Deutsche med. Wochenschr. 1912) und Schreiber (Archiv f. Verdauungskr. 10) röntgenologisch beobachtet worden. An Lurias Fall ist bemerkenswert, daß Intervalle von normalem, täglichen Stuhlgang vorkamen, während dann auf einmal eine Periode von viermonatlicher absoluter Verstopfung eintrat. Auch bei unserem Patienten bestand die Angabe, daß periodenweise täglich Defäkation erfolgte. Bei der enormen Größe des Sigmas läßt sich dieser Umstand schwer erklären, man müßte die Ektasie denn als zeitwillig rückbildungsfähig ansehen. Dies ist unwahrscheinlich. Eher wäre es denkbar, daß durch eine glückliche Lagerung des Hauptstuhlklumpens sich neben diesem ein temporär benutzbarer Weg, eine Art Rinne etabliert, der entlang nun die neuen Kotportionen kürzere oder längere Zeit hindurch nach außen geschoben werden. Gestützt wird diese Annahme durch die Tatsache, daß Gase auch im Stadium absoluter Stuhlverhaltung bei diesen Fällen stets entleert werden.

C. Megakolon.

Unter Megakolon verstehen wir eine Bildungsanomalie, bei welcher nicht nur das Sigma, sondern auch die übrigen Teile des Dickdarms abnorm lang, abnorm breit und mit einem abnorm langen Mesenterium ausgestattet sind. Die Träger des vollausgebildeten Megakolons sterben in frühester Kindheit, da sich alsbald chronischer Volvulus mit allen Konsequenzen der Darmstenose, Kotretention, zunehmende Dilatation und Hypertrophie, schließlich perforative Peritonitis einstellt. Diese schweren Fälle von Megakolon bei Kindern wurden von Hirschsprung gleichfalls unter dem nach ihm benannten Krankheitsbilde subsumiert.

Leichteren Graden von Megakolon scheint man aber doch auch bei Erwachsenen nicht ganz selten zu begegnen. Stierlin bildet (Die chronischen Funktionsstörungen des Dickdarms, Erg. f. inn. Med. u. Kinderh. Bd. X.) einen einschlägigen Fall ab (Tafel XX, Fig. 4 der Arbeit).

Ich selbst hatte Gelegenheit, folgende auch klinisch interessante Beobachtung zu machen.

Fall XI. Eine ca. 50jährige Dame sucht den Primarius W. auf, weil sie in letzterer Zeit an Verstopfung und heftigen Kolikanfällen zu leiden hat. Primarius W. bemerkte eine Art Darmsteifung im ganzen Unterbauch, so daß die Patientin mit der Annahme einer Darmstenose der Röntgenuntersuchung zugewiesen wurde.

Bei der äußeren Untersuchung fiel mir eine ganz eigentümliche Konsistenz des Bauches auf. Er war vorgewölbt, dabei aber weich, nicht gespannt, nicht elastisch, sondern im Gegenteil, man hatte in den Fingern die Empfindung, als ob man in eine zähe, teigige Masse eindringen würde. Die Wismutdarreichung per os ergab Verhältnisse, die ich mir absolut nicht erklären konnte, Magendünndarmpassage war normal. Im Kolon kamen bei wiederholten Untersuchungen die Schattenmassen so regellos wechselnd zu liegen, daß wir uns entschlossen, alsbald zum Kontrasteinlauf zu schreiten.

Die schattengebende Flüssigkeit gelangte aus der Ampulle in ein Sigma, das zunächst median und in abnormer Breite verläuft, dann in schmalen, aber abnorm langen Windungen erst zum linken Darmbeinteller, dann schief hinauf zur Wirbelsäule, dann wieder zurück auf den linken Darmbeinteller zieht. (Also ein Makrosigma.)

Vom Beginn des Descendens aber bis zum Coecum fließen die eindringenden Massen in ein ofenrohrbreites Kolon, das in plumpen, ganz abnormen Windungen daliegt (s. Abb. 59) und zu dessen kompletter Anfüllung etwa drei Liter (also das Dreifache des normalen Quantums)

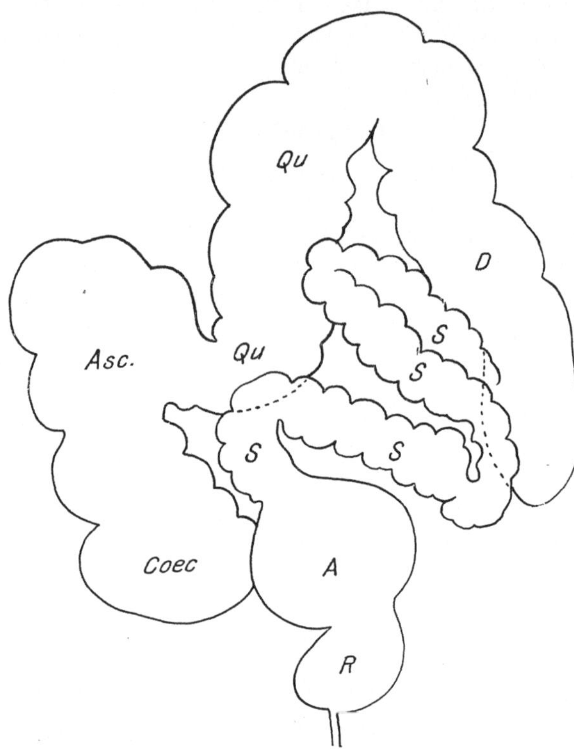

Abb. 59. Skizze zum Megakolon, Abb. 60 und Abb. 61. Fall XI. R = Rectum, A = Ampulle, S = Sigma, D = Descendens, Qu = Querkolon, Asc = Ascendens, Coec = Coecum.

nötig sind. Nach beendeter Irrigation, die ganz leicht, ohne den geringsten Stuhldrang auszulösen, vor sich ging, repräsentiert sich nahezu das ganze Abdominalfeld, bedeckt von Kolonschatten. Das Kolon bildet sicherlich den Hauptinhalt dieser Bauchhöhle. (Siehe Skizze 59 und Abb. 60 u. Abb. 61.)

Die Röntgenuntersuchung zeigte somit, daß keine Verengung des Darmlumens, sondern vielmehr eine gigantische Längen- und auch Breitenzunahme des gesamten Kolons vorlag. Darum die eigentümliche Konsistenz des Abdomens, darum die scheinbaren Darmsteifungen, darum schließlich die Koliken (Volvuluserscheinungen) und die Ver-

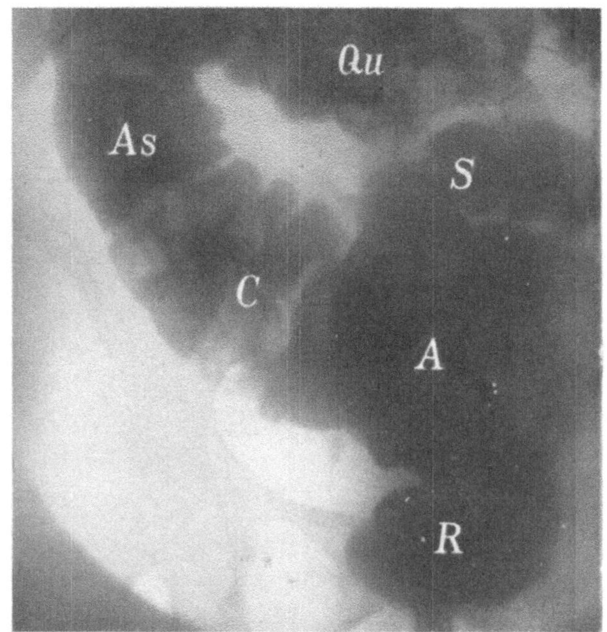

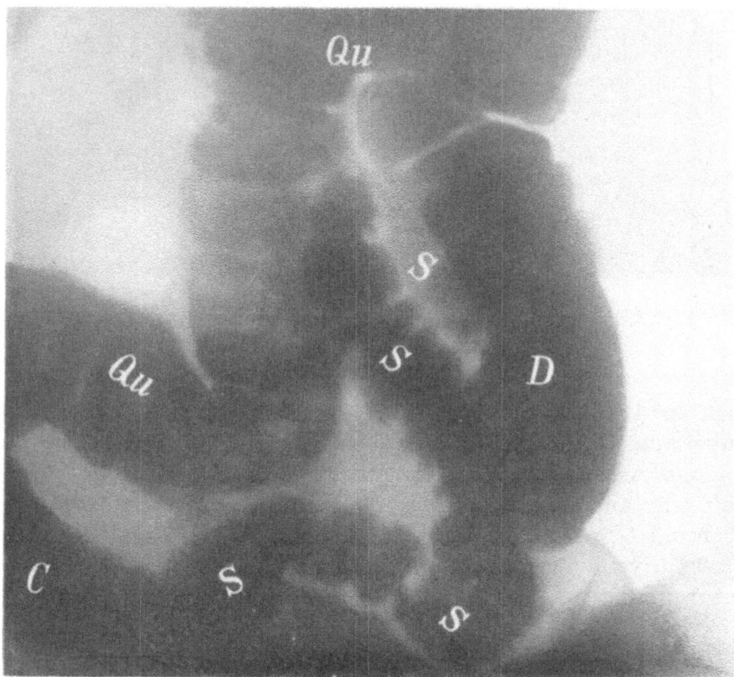

Abb. 60 und Abb. 61. Fall XI. Megakolon. R = Rectum, A = Ampulle, S = Sigma, D = Descendens, Q = Querkolon, As = Ascendens, C = Coecum.

stopfung. (Die Patientin wurde mit Klysmen behandelt, worauf sich ihre Beschwerden außerordentlich besserten.)

Noch einen zweiten, weniger ausgesprochenen derartigen Fall, betreffend ein an schwerer Verstopfung leidendes 26jähriges Mädchen,

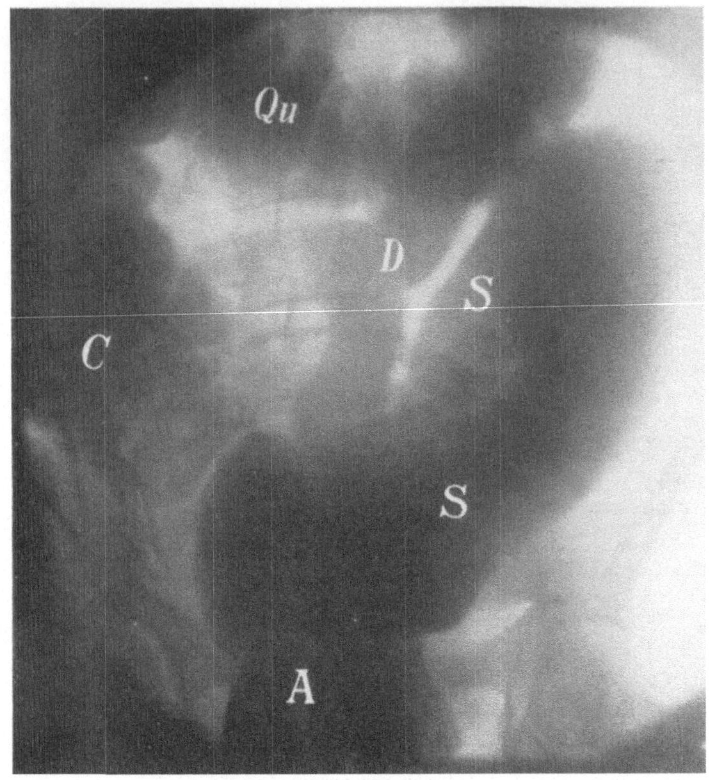

Abb. 62. Ein Fall von Megakolon. A = Ampulle, S = Sigma, D = Descendens,
Qu = Querkolon, C = Coecum.

bilde ich in Abb. 62 ab. Hier hat das erweiterte, die linke Darmbeingrube ausfüllende Sigma das Descendens medianwärts verlagert. Coecum und Ascendens sind gleichfalls abnorm dilatiert.

Daß eine abnorme Länge des Querkolons zu Gasokklusion (wahrscheinlich auf Grund eines Volvulus) und zur Kompression des Magens mit konsekutivem Erbrechen führen kann, ist bereits im Kapitel II erwähnt worden.

XI. Verlagerung des Kolons.

Auf die Bedeutung charakteristischer Dickdarmverlagerungen für die Diagnostik gewisser pathologischer Prozesse im Bauchraum hat zuerst Stierlin (Deutsche med. Wochenschr. 1912) aufmerksam gemacht. So erfährt das Coecum-Ascendens eine typische Verschiebung nach der Mittellinie zu durch den rechtsseitigen Psoas- oder Iliakalabszeß (Senkungsabszeß). Wir sehen in Abb. 63, die der Stierlinschen Arbeit entnommen ist, das Bild des Coecum-Ascendens bei einem 24 jährigen Manne, mit Karies des XI. Brustwirbels und einem rechtsseitigen Senkungsabszesse, der erst durch diese Darmverlagerung erkannt und mittels Punktion verifiziert wurde. Dieses röntgenologische Zeichen besitzt somit einen großen diagnostischen Wert in der Frage der Zugehörigkeit unklarer, palpatorischer Befunde in der rechten Unterbauchgegend. Intraperitoneale, vom Coecum selbst ausgehende Abscesse appendizitischer oder tuberkulöser Natur, ferner Adnextumoren des Ovariums machen eine derartige Verschiebung nicht, da die Mesenterialfixation dies hindert, wohl aber der retroperitoneale Senkungsabszeß, der sich von hinten her längs der Scheide des Psoas und Iliakus ausbreitet und das Coecum-Ascendens mitsamt seinem Mesenterialansatz nach innen drängt.

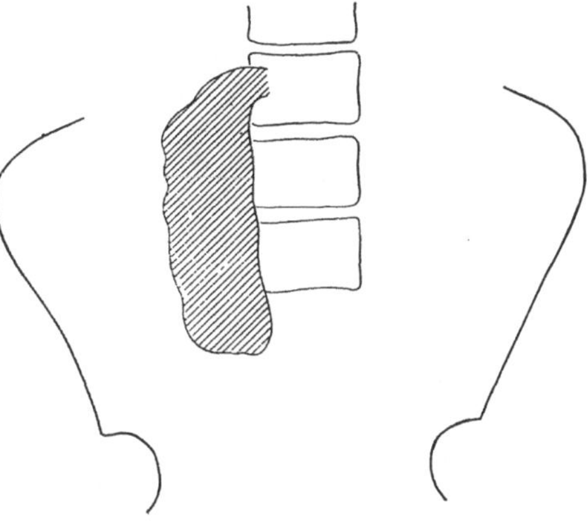

Abb. 63. Nach Stierlin. Coecum-Ascendens-Verlagerung durch einen Psoasabszeß.

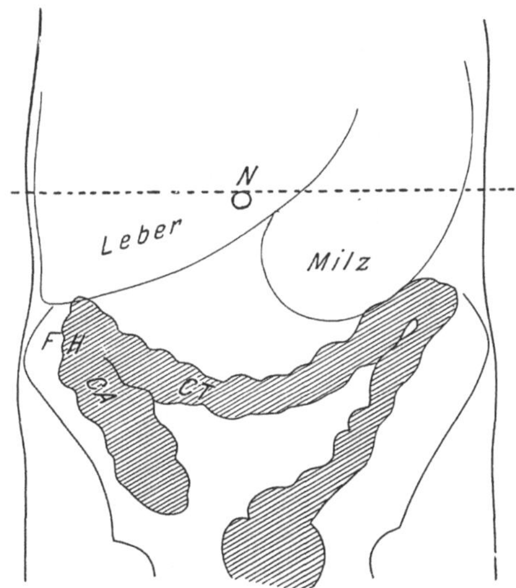

Abb. 64. Kolonverlagerung bei Leber- und Milztumor. CA = Coecum-Ascendens, FH = Flexura hepatica, CT = Kolon transversum.

Die Flexura hepatica, das Colon transversum und die Flexura lienalis werden bei großen Leber- und Milztumoren nach abwärts gedrückt, so daß wir bei Leberzirrhose und Leukämie sehr häufig die nebenstehend abgebildete Kolonlage vorfinden (Abb. 64). Das gesamte Kolon ist im großen Becken zusammengeschoben. Eine Passagestörung bewirken diese Verlagerungen aber nicht.

Charakteristische, nach innen und unten konvexe Verdrängungen der rechten oder linken Flexur, des Colon transversum und Colon descendens finden sich nach Stierlin bei Wanderniere, Hydronephrose oder Nierentumor. Vgl. die Abb. 65 a u. b, welche der Stierlinschen Arbeit (l. c.) entstammen. Luger (Wien. klin. Wochenschr. 912), zeigte allerdings, daß selbst große Nierentumoren auch ohne Kolon-

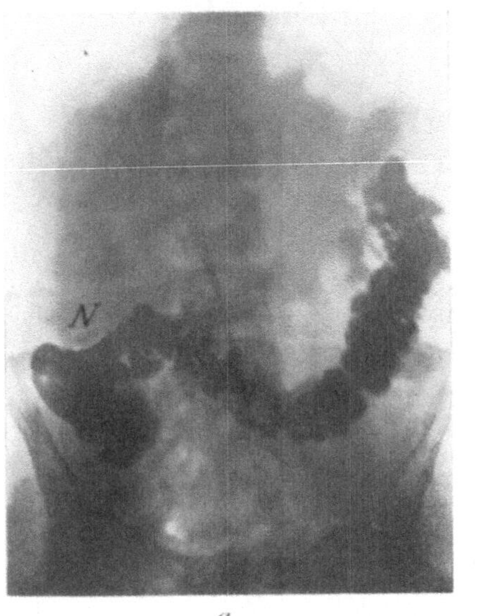

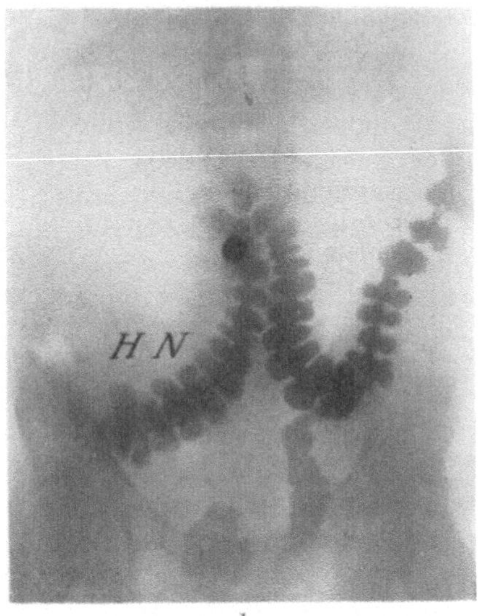

a   b

Abb. 65. Querkolon-Verlagerung nach Stierlin. a durch Wanderniere N, b durch Hydronephrose HN.

verlagerung verlaufen können. Verlagerung des Coecum und Ascendens nach oben fand Stierlin bei Beckenmetastasen. Wir selbst sahen einen Fall von Verlagerung des Colon pelvicum nach oben durch metastatische Tumoren. (Wird in Kapitel XX. S. 151. besprochen.)

Zu erwähnen wäre auch noch die Verlagerung von Kolonteilen in Bruchsäcke. Im allgemeinen sind dies seltenere Vorkommnisse, da der Inhalt der Hernien meist aus Dünndarm, und zwar Ileum besteht. Doch können links Teile des Sigmas, rechts Coecum und Processus vermiformis in einem Bruchsack angetroffen werden.

Einen Fall von Verlagerung der Flexura lienalis coli in eine traumatische Zwerchfellshernie beschrieb röntgenologisch Haudek (Wiener klin. Wochenschr. 1912, 43). Die Durchleuchtung ergab 16 Stunden nach Einnahme der Wismutmahlzeit an der Flexura lienalis ein Schattenkonvolut, „dessen Gipfel über den Zwerchfellskontur hinaus in den lateralen Anteil des linken unteren Lungenfeldes hineinragte". Die Sektion des an Bronchialkarzinom verstorbenen Mannes zeigte, daß die Öffnung des Bruchsackes nur für 2 cm durchgängig war. Der abführende Schenkel des Kolons mußte durch diese Enge hindurch. Gleichwohl hatte der Patient während der 30 Jahre, die seit dem Entstehen der Hernie (Schußverletzung) verflossen waren, abgesehen von mäßiger Obstipation keinerlei Beschwerden.

Schließlich sei an dieser Stelle des Situs viscerum inversus gedacht, bei dem das Coecum-Ascendens links statt rechts zu liegen kommt.

XII. Die Insuffizienz der Bauhinschen Klappe.

Im Jahre 1897 beobachtete Max Herz in Wien während der Bauchmassage einer Patientin, die an kolikartigen Schmerzen in der Ileocökalgegend litt, eigentümliche Phänomene, die nicht anders zu erklären waren als durch die Annahme, es könne in diesem Falle, schon bei mäßigem Drucke, Cökalinhalt in den Dünndarm zurückexprimiert werden. Anatomische Untersuchungen an zahlreichem Material zeigten demselben Autor, daß die Ileocökalklappeninsuffizienz etwas durchaus nichts Seltenes sei und in einer erschöpfenden Schilderung präzisierte er den Symptomenkomplex „Insufficientia volvulae ileocoecalis", der sich klinisch immer nur bei Patienten mit solchen Beschwerden nachweisen lasse, die auf den Darm hindeuten (Obstipation, Schmerzen im Bauche, Diarrhöe).

Die Herzschen Ergebnisse blieben in der Folge so gut wie unbeachtet oder ungeglaubt, bis dann zuerst Case (Amer. Roentg. R. Soc. 1911) Röntgenbilder demonstrierte, auf denen nach Wismutklysma ausgiebige, retrograde Anfüllung des Ileums zu sehen war. Holzknecht und Singer (Münch. med. Wochenschr. 912, Nr. 48) zeigten ähnliches. Groedel berichtete 1912 (Kongreß der deutschen Röntgen-Gesellschaft) über die Schlußunfähigkeit der Ileocökalklappe und deren Nachweis mittels des Röntgenverfahrens. Im letzten Jahre endlich sind gleichzeitig zwei größere Publikationen über das Thema erschienen. Die eine wiederum von Groedel (Fortschritte XX, 2.), die andere von Kellogg (New York, Medical Record 1913 June 21), dem Chefchirurgen der Krankenanstalt, an welcher Case die ersten Fälle von Ileocökalklappeninsuffizienz mittels des Wismutklysmas nachgewiesen hatte.

Der Herzsche Befund steht somit wieder im Vordergrund unseres Interesses. Da seine Existenz mittels des Röntgenverfahrens nunmehr objektiv darstellbar ist, wird ihm das Schicksal, vergessen zu werden, nicht noch einmal widerfahren.

Was den röntgenologischen Nachweis der Ileocoecalklappeninsuffizienz anlangt, so folgen wir am besten den Vorschriften Groedels. Groedel (Fortschritte XX, 2) spricht von einer Insuffizienz der Bauhinschen Klappe dann, wenn nach einem „Normalröntgeneinlauf“ (darunter versteht er ein Quantum von genau einem Liter kontrasthaltiger Flüssigkeit) und besonders nach dessen Entleerung durch mühelose Defäkation größere Dünndarmpartien retrograd gefüllt werden. Dieser Definition wollen wir uns rückhaltslos anschließen. Die Beurteilung der Ileocökalklappeninsuffizienz mittels der Kontrastmahlzeit ist unsicher. Groedel meint zwar, daß, wenn größere Dünndarmpartien über die normale Zeit hinaus mit Kontrastchymus gefüllt bleiben, dies im Sinne einer Klappeninsuffizienz zu verwerten sei, gibt aber selbst zu,

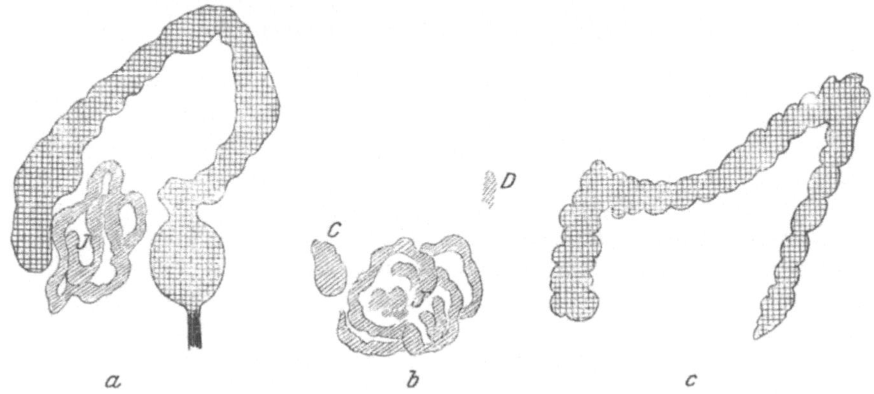

Abb. 66. Ileocoecalklappeninsuffizienz. Fall XII. a = sofort nach Einlauf, b = nach der darauffolgenden Defäkation, c = 6 Stunden später.

daß ein derartiges Vorkommnis ebensogut durch Stenose der Klappe, also das gerade Gegenteil einer Insuffizienz bewirkt sein könne. Auch hochgradige Enteroptose (Senkung des Ileums ins kleine Becken) kann den Übertritt des Kontrastchymus ins Coecum beträchtlich verzögern. Vgl. Lehrbuch der Röntgendiagnostik, Kap.: Dünndarm, v. G. Schwarz, J. Springers Verlag, Berlin.

Zur Konstatierung einer Ileocoecalklappeninsuffizienz bedienen wir uns also ausschließlich der Irrigoskopie, wobei darauf zu achten ist, daß keine größeren Quantitäten als ein Liter verwendet werden und der Irrigator nur mäßig hoch gehoben wird. Bei Überdehnung des Darmes könnte ja, wie wir hören werden, auch eine normale Klappe schließlich insuffizient werden. Desgleichen sind massierende Manöver in der Ileocoecalgegend vollkommen zu vermeiden, da es (vgl. Kapitel IX S. 77) mittels rückläufiger Effleurage öfters auch normalerweise gelingt, die Ileocoecalklappe zu überwinden.

Wir wollen nun ein typisches Beispiel für die Ileocökalklappeninsuffizienz im Röntgenbilde schildern.

Fall XII: Zirka 50jährige Frau, seit Jahren an starker Obstipation laborierend.

Die Irrigoskopie ergibt eine sehr rasche Anfüllung des Kolons bis ins Cökum und weiters (ohne jeden massierenden Druck) rapides Einfließen ins Ileum (Abb. 66a). Die verbrauchte Flüssigkeitsmenge beträgt kaum einen Liter. Hierauf erfolgt eine Defäkation, die nicht nur Kontrastflüssigkeit, sondern auch ziemlich viel Stuhl entleert. Die neuerliche Durchleuchtung (Abb. 66 b) zeigt das Kolon bis auf

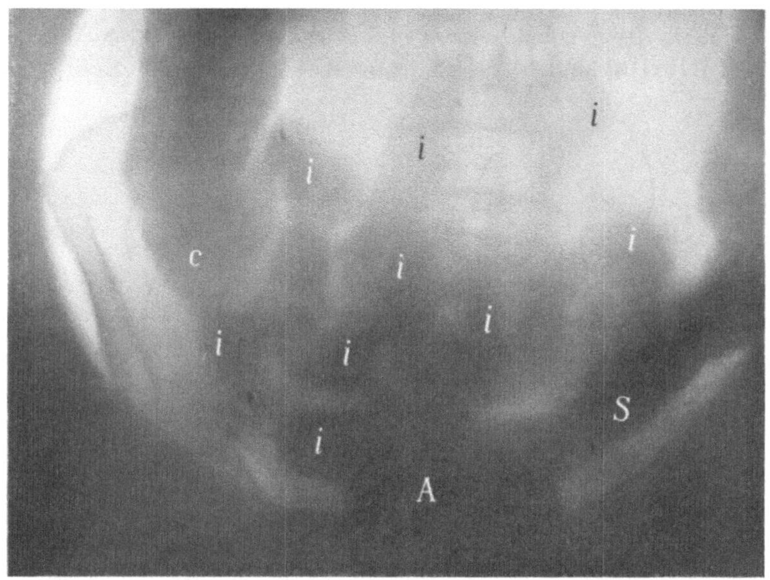

Abb. 66d. Insuffizienz der Bauhinschen Klappe bei dyskinetischer Obstipation. ii = retrograd angefüllte Ileumschlingen, S = Sigma, C = Coecum.

einen kleinen Rest im Coecum (C) und Spuren im Descendens (D) schattenfrei. Im Ileum dagegen hat die Schattenfüllung eher noch zugenommen.

Sechs Stunden später wurde noch ein drittes Mal durchleuchtet, und da zeigte sich, daß die per Klysma ins Ileum eingebrachten Massen sich gerade so benehmen, als wäre die Füllung per os zustande gekommen. Sie hatten sich mit dem Chymus innig gemischt, waren zur Gänze ins Kolon übergetreten und formierten hier eine Schattenkotsäule, der man ihre eigentümliche Genese nicht ansehen konnte (Abb. 66 c).

Abb. 66 d zeigt das Photogramm eines analogen Falles von Ileocökalklappeninsuffizienz mittels Einlaufs nachgewiesen.

Unter den Ursachen, die zu einer derartigen Ileocökalklappeninsuffizienz führen können, nennt Groedel anatomische Bildungsanomalie, nervöse Störungen, zu starke Ausdehnung des Colon ascendens, hauptsächlich aber katarrhalische Affektionen des Coecums oder chronische perityphlitische Prozesse. Nach Groedel ist die Ileocoecalklappeninsuffizienz also ein Symptom, nicht eine selbständige Krankheit, welcher Ansicht wir auf Grund unserer eigenen Beobachtungen vollständig beipflichten müssen. Auch Kellogg und Case, die diesen Zustand chirurgisch und radiologisch wohl am eingehendsten studiert haben (l. c.), äußern ähnliche Meinung. Nach meiner persönlichen Erfahrung findet sich die Ileocöcalklappeninsuffizienz hauptsächlich bei zwei Gruppen von Dickdarmstörungen, und zwar a) bei hochgradiger Obstipation, insbesondere der dyskinetischen Form oder Obstipation vom Ascendenstypus (Stierlin) und b) bei den schweren Formen von Kolitis.

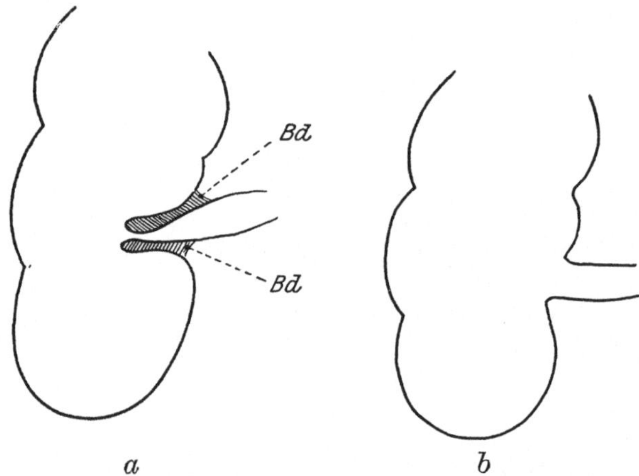

Abb. 67. Nach Kellogg. a = suffiziente Bauhinsche Klappe; bindegewebige Fixation der Lippen. b = insuffiziente Klappe.

Wir wollen hier zunächst nur die erste Gruppe besprechen.

„Daß die Integrität der Ileocöcalklappe für die Gesundheit wesentlich ist, kann man wohl aus der Tatsache ableiten, daß sie überall bei den Wirbeltieren existiert," sagt Kellogg (l. c.). Ihre Aufgabe ist, einerseits den Chymus genügend lange Zeit im Ileum zurückzuhalten (besitzt sie doch einen muskulären Sphinkter), andererseits den Rückfluß von Koloninhalt gegen das Ileum tunlichst zu verhindern. Diesem letzteren Zwecke wird sie durch ihren eigentümlichen Bau gerecht. Sie stellt eine Einstülpung des Ileumendes ins Coecumlumen dar, welche zwei Lippen (eine obere und untere) bildet, die sich schlitzförmig aneinander legen und bei steigendem Druck im Kolon nur noch fester aufeinander gepreßt werden.

Aber nur bei festgefügter Anlage vermag dieses Ventil, größeren Anforderungen Widerstand zu leisten. Herz zeigte, daß die Schlußfähigkeit der Klappe geknüpft ist, insbesondere an eine vollkommen straffe Fixierung der unteren Lippe in ihrer Lage. Die sich berührenden äußeren Wände des eingestülpten Ileum und des mithineingezogenen Cöcumanteiles müssen bindegewebig fest miteinander verbunden sein. Kommt es aus irgend einem Grunde zur Lockerung dieser Fixation, dann wird bei zunehmendem Drucke im Coecum-Ascendens die untere Lippe nach außen gestülpt und der Weg wird frei. Einen ganz analogen Standpunkt vertritt Kellogg, der bei Operationen schon äußerlich die Insuffizienz der Bauhinschen Klappe daran erkennt, daß er sie durch Zug am Ileum ausstülpen kann (Abb. 67). Bei welchem Drucke eine Insuffizienz der Klappe stattfindet, hängt also in erster Linie von der Stärke der bindegewebigen Verlötung der die untere Lippe bildenden Wandteile ab. Herz unterscheidet drei Stufen.

Bei der ersten wird selbst bei 160 cm Wasserdruck, „wo das Coecum sich schon beinhart anfühlt und zu zerplatzen droht“, kein Tropfen ins Ileum übertreten. Hier ist die Klappe absolut suffizient.

Bei einer mittleren Stufe bleibt die Klappe suffizient bis zu 40 cm Druck. Steigt der Druck darüber hinaus, so wird die Klappe insuffizient. Diese Klappen dürften im Leben noch als funktionstüchtig angesehen werden.

Bei einer dritten Gruppe läuft aber bereits bei einem sehr niedrigen Drucke (20 cm und darunter) das Wasser retrograd ins Ileum. „Schon äußerlich kann man in solchen Fällen durch leichten Zug am Ileum die Klappe ausgleichen, ein Zeichen, daß die Bindegewebsfixation ungenügend straff ist.“

Wir gehen nunmehr zu der Frage über, in welchem Verhältnisse die Ileocökalklappeninsuffizienz zur chronischen Obstipation steht, bei welcher sie, was Holzknecht und Singer zuerst angegeben haben, so häufig vorkommt. (Jeder sechste Fall von Obstipation zeigt nach Case die in Rede stehende Störung.) Herz selbst schreibt, er wolle nicht entscheiden, ob die Obstipation die Ursache oder die Folge der Insuffizienz sei. Unserer Meinung nach ist sie als Folgezustand aufzufassen. Hierfür spricht folgende Überlegung. Der unmittelbare Grund einer Ileocoecalklappeninsuffienz ist eine abnorme Schlaffheit des die Klappe fixierenden Gefüges. Chronische Überdehnung des Coecum-Ascendens, wie wir sie infolge abnormer Stuhlretention bei der dyskinetischen Obstipation („Ascendenstypus“) gesehen haben, führt schließlich ja zu der von Obrastzow (Boas Arch. f. Verdauungskrankh. 1894) sogenannten Distensio coeci, als dessen Folge eine Lockerung des Bindegewebes ohne weiteres verständlich wird. Dieselbe chronische Überfüllung und Überdehnung des Coecums ist es ja schließlich auch, die zur Stauung im Appendix und zur chronischen Appendizitis führt, so daß die Angabe Groedels, er habe in einigen Fällen von Ileocöcalklappeninsuffizienz adhäsive, auf chronische Blinddarmreizung zurückgehende Veränderungen konstatieren können, zutreffen kann. Umgekehrt aber aus einer röntgenologisch nachgewiesenen Ileocöcalklappeninsuffizienz unbedingt auf chronische Appendizitis zu schließen, ist wohl nicht angängig. Kellogg, der über 30 Fälle operiert hat, fand in den meisten von ihnen keinerlei appendizitische Adhäsionen (mündl. Mitteil. von Case), sondern nichts als die beschriebene leichte Ausstülpbarkeit der Klappe. Wir wollen also vorläufig in der Ileocoecalklappeninsuffizienz nur eine Folge der durch die Obstipation bedingten abnormen Druckverhältnisse in der ileocoecalen Partie des Darmrohrs sehen. Doch besteht, wie Herz zeigte, die Möglichkeit, daß aus der bloß funktionellen Insuffizienz auch eine anatomische werde. Durch Eindringen von Koloninhalt in das Ileumende können chronisch entzündliche Prozesse sich etablieren, mit Ausgang in narbige Schrumpfung und Dehiszenz der Klappenlippen. Solche Fälle bilden den Übergang zu der auf ulzeröser Basis zustandekommenden Ileocoecalklappeninsuffizienz, die wir in anderem Zusammenhange besprechen (Kapitel XVI).

Was die Häufigkeit des röntgenologischen Befundes einer Ileocoecalklappeninsuffizienz anlangt, so gibt Case (Internat. Kongreß, London 1913, Sektion f. Radiologie) an, unter 1500 Einläufen sie 250 mal, also in jedem sechsten Falle angetroffen zu haben. Case untersuchte 35 Individuen mit Ileocöcalklappeninsuffizienz mehreremal und mit monatelangen Intervallen und fand: „Wenn die Ileocoecalklappe insuffizient für den Wismuteinlauf bei einer Gelegenheit angetroffen wurde, erwies sie sich ohne jede Ausnahme auch bei allen Gelegenheiten als insuffizient."

Als Therapie der einfachen Ileocoecalklappeninsuffizienz schlägt Kellogg zunächst Bekämpfung der Obstipation (um der Überdehnung des Coecums entgegenzuwirken) vor. Ferner Änderung der Darmflora (Yoghurt), um die schädlichen Wirkungen der ins Ileum regurgitierenden Fäulnisbakterien des Kolons zu paralysieren. Schließlich aber eine operative Wiederherstellung der Klappe durch Invagination des Ileumendes und Fixation desselben in dieser Stellung durch zwei einfache Nähte. Kelloggs Erfolge mit dieser Operation wurden mir von Case als gut bezeichnet.

XIII. Der röntgenologisch sichtbare Wurmfortsatz und seine Bedeutung für die Diagnose einer chronischen Appendizitis.

Wir haben schon im Kapitel II die Frage der Füllbarkeit des Wurmfortsatzes mittels kontrasthaltiger Substanz gestreift und wollen nunmehr des genaueren auf dieses Thema eingehen.

Die Meinungen über die Häufigkeit, mit der das Schattenbild des Appendix auf dem Röntgenschirm wahrgenommen werden kann, differieren ungemein. Rieder (Kongreß f. innere Med. 1912) und die meisten deutschen Autoren bezeichnen den Wurmfortsatz als undarstellbar. Desternes und Bandon (Archiv d'Elektricité medical 1912, S. 49), ferner Jordan (Proc. of the Royal Soc. of Medicine 1911 Vol. V.) glauben, ihn oft sehen zu können. Groedel (Münch. med. Wochenschr. 1913, S. 744) hat eine große Anzahl von Menschen sowohl zur Zeit der Coecumfüllung als nach dessen Entleerung sorgfältig radiographisch untersucht und niemals den Prozessus vermiformis gefunden, bis auf zwei Fälle mit appendizitischen Beschwerden. Im Gegensatz zu Groedel wollen Max Cohn und Grigorjeff (Deutsche med. Wochenschr. 1913) den Appendix bei jedem normalen Menschen gesehen und sogar lebhafte Eigenbewegungen an ihm nach Massage auf dem Trochoskop konstatiert haben.

Volle Würdigung verdient die mit zahlreichen Photogrammen belegte Arbeit von Case (Am. Quarterly of Roentgenology, Vol. IV, Nr. 2, S. 87). Case zeigt, daß in sehr zahlreichen Fällen (er berichtet über 60) der Wurmfortsatz kontrastkothaltig angetroffen wird. Mündlicher Mitteilung von Case verdanke ich folgende Angabe.

„Er habe früher den Appendix auch nur höchst selten gesehen. Erst als er prinzipiell die Untersuchung der Ileocoecalgegend nur in Rückenlage des Kranken, also auf dem Trochoskop ausführte, mehrten sich ihm die Fälle von röntgenologisch sichtbarem Appendix. Case hält diese Untersuchungsart im Liegen für das Wesentliche. Im Stehen sinkt der Schatten des Cökums über den viel zarteren Schatten des Wurmfortsatzes, auch ist die palpatorische Isolierung des letzteren in Rückenlage leicht, im Stehen fast unmöglich. Die Anfüllung des Coecums per Klysma gelang Case niemals. Nur auf dem natürlichen Wege per os tritt Füllung ein.“

Ich möchte nun zunächst einen Fall meiner eigenen Beobachtung mitteilen.

Fall XIII: 60jährige Frau. Schmerzen in der rechten Unterbauchgegend. Schlechtes Aussehen. Obstipation. Im Stuhl öfters Spuren von Blut. Röntgenuntersuchung wegen Verdacht auf Neoplasma angeordnet.

Die Durchleuchtung nach Einnahme der Wismutmahlzeit ergab nichts Abnormes. Darum wurde am übernächsten Tage (48 Stunden später) eine Irrigoskopie vorgenommen. Die per os genommenen Wismutmassen waren nicht mehr sichtbar.

Die schattengebende Flüssigkeit, dessen Vordringen auf dem Trochoskop verfolgt wurde, floß rasch ohne ein Hindernis bis ins Ascendens. Als die Blende in der Ileocoecalgegend angelangt war, bemerkte ich plötzlich, daß von der Kontrastspeisedarreichung her der Appendix noch vier längliche voneinander separierte Wismutstuhlpartikelchen enthielt (Abb. 68). Daselbst bestand leichte Druckempfindlichkeit. (Diese Füllung des Appendix war mir also bei der Durchleuchtung im Stehen entgangen). Aus dem Befunde war zu entnehmen, daß mindestens 48 Stunden lang Appendixinhalt nicht gewechselt worden war.

Aber noch viel länger dauerte die Retention der sichtbaren Kontrastkotpartikelchen. Ich durchleuchtete die Patientin noch eine ganze Woche lang täglich. Täglich waren die beschriebenen Appendixschatten, wenn auch in etwas wechselnder Anordnung vorhanden. Erst am zehnten Tage waren sie verschwunden. Die Operation wurde von der Patientin abgelehnt.

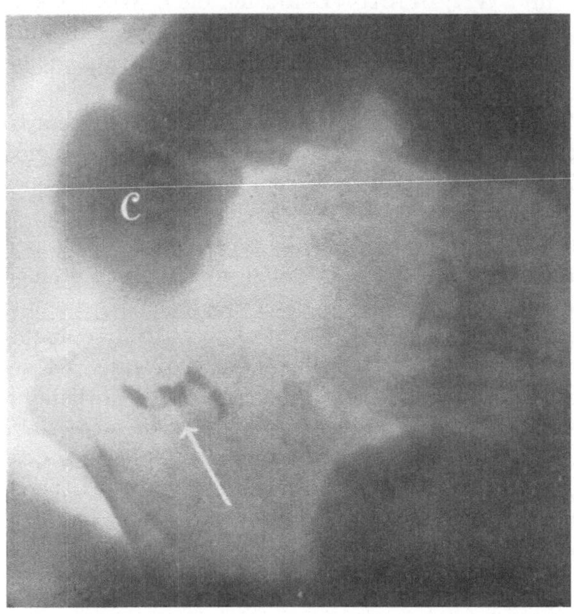

Abb. 68. Kontraststuhlpartikel im Wurmfortsatz (Pfeil). Fall XIII.
C = per Einlauf gefülltes Coecum.

Abb. 69 und 70, die ich Herrn Dr. Case verdanke, zeigen ebenfalls gefüllte Wurmfortsätze, Abb. 69 einen gestreckten, Abb. 70 einen geschlängelten.

Die lange Sichtbarkeit des mit Wismut gefüllten Appendix, die wir in dem Falle XIII konstatiert haben, ist nach Case absolute Regel. Wenn er einen Appendix einmal kontrasthaltig fand, dann fand er ihn auch noch nach 48 Stunden bis zu zehn Tagen. Cohn macht ähnliche Angaben. Diese Feststellung ist sehr wichtig zur Beurteilung der Frage, ob ein röntgenologisch sichtbarer Appendix als etwas Krankhaftes aufzufassen sei oder nicht. Die Ansichten betreffend den Kotgehalt des Appendix gehen ja bekanntlich auseinander. Oberndorfer (Mitteil. aus d. Grenzgeb. XV, 5, 1910) leugnet zwar entschieden, daß ein normaler Wurmfortsatz Kot beherberge.   Andere Autoren sind nicht derselben Meinung.   „Wie immer aber dem auch sei", sagt Case,

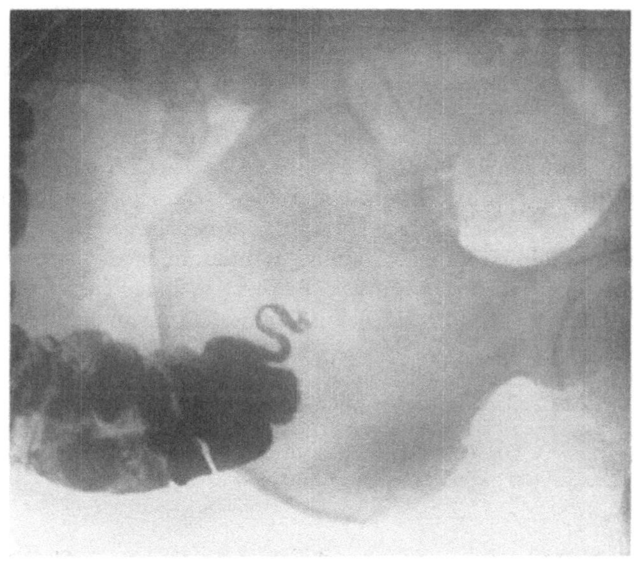

Abb. 70. Gefüllter Wurmfortsatz (Bild von Case).

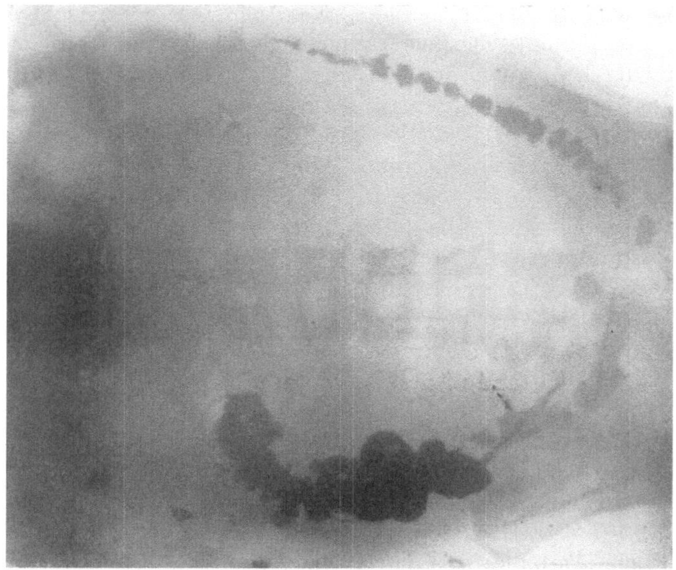

Abb. 69. Gefüllter Wurmfortsatz (Bild von Case).

„ob nun der Coecalinhalt in den Wurmfortsatz aus- und einfließen kann oder nicht, darüber sind alle einig, daß vielleicht der wichtigste Faktor in der Ätiologie der Appendizitis mangelhafte Drainage ist." Nun diese mangelhafte Drainage, diese tage-, ja wochenlange Retention von Stuhlpartikelchen ist an dem radiologisch sichtbaren Appendizes eben zu bemerken. Wir meinen darum in solchen Fällen schon auf Grund dieser Überlegung einen pathologischen Zustand annehmen zu können. Dr. Case hat dem Verfasser kürzlich mitgeteilt, daß er derzeit schon über 50 Fälle von röntgenologisch sichtbarem Appendix beobachtet hat, wo bei der Operation auch tatsächlich chronisch appendizitische Veränderungen gefunden wurden. Bei einem Fall sah er Wismut vier Wochen lang im Wurm. Dann bekam der Patient einen akuten Anfall von Appendizitis, der zu sofortiger Laparatomie nötigte. Im Eiter wurde ein Wismutkotstein gefunden. Nach all dem kann es also keinem Zweifel unterliegen, daß wir die röntgenologisch nachgewiesene Appendixretention als ein Symptom bei der Diagnose der Appendicitis chronica verwerten können.

Anmerkung: Hürter (zitiert nach Mathes, Deutsch. Kongr. f. inn. Med. 1912, S. 182) sah auf einer Platte drei (nicht wismuthaltige) Kotsteine im Appendix, deren Verwechslung mit Uretersteinen leicht war. Ihnen entsprach eine druckschmerzhafte Stelle. Die Operation ergab drei Kotsteine im Wurm und überdies eine akute Entzündung des Bettes am obersten.

XIV. Die chronische katarrhalische Colitis.

Anstatt wie in den bisherigen Kapiteln der röntgenologischen Schilderung symptomatische Bemerkungen vorauszuschicken, wollen wir lieber gleich die Ergebnisse der Durchleuchtung einiger typischer Fälle von chronischem Dickdarmkatarrh besprechen.

Fall Nr. XIV. Dr. C. J. Zirka 50jähriger Arzt aus Konstantinopel, von schlechtem Ernährungszustand, laboriert an Darmbeschwerden, deren Beginn schon 25 Jahre zurückreicht. In den letzten zehn Jahren wurden die gesunden Intervalle immer kürzer. Seit einem Jahr hat sich folgender Zustand dauernd etabliert: 3—4 Tage besteht Obstipation, dann kommen zwei Tage hindurch Diarrhöen, 7—8 Stühle täglich, die Schleim enthalten und von Kolikschmerzen begleitet sind. Das Körpergewicht geht dauernd herunter (10 Kilo im letzten Jahre verloren). Fieber bestand niemals. Ebenso fehlten im Stuhl Eiter und Blut.

Die Durchleuchtung nach Einnahme einer Wismutmahlzeit per os ergab rasche Passage ohne Besonderheiten. Bei der Irrigoskopie zeigten sich aber die folgenden abnormen Erscheinungen. Zunächst fällt es auf, daß die Flüssigkeit mit ganz ungewöhnlicher Schnelligkeit von der Ampulle bis ins Transversum und Coecum hineinschießt, so daß binnen wenigen Sekunden der ganze Dickdarm gefüllt ist. Dabei ist das Sigma und Descendens schmäler als sonst, etwa daumenbreit. Während wir noch eben uns das Bild betrachten

(Abb. 71a), sehen wir, wie das Sigma und Descendens sein Lumen rasch verschmälert, kleinfinger- (b) und alsbald fadendünn (c) wird, um gleich darauf wieder an Breite zuzunehmen (d). Diese Schwankungen wiederholen sich fortwährend, und zwar 3—4 mal in der Minute.

Fall Nr. XV. 45jähriger Mann, seit 20 Jahren darmleidend, Verstopfung mit Diarrhöen abwechselnd, jetzt hauptsächlich flüssige Entleerungen, die stark schleimhaltig sind und von Krämpfen begleitet werden.

Die Irrigoskopie ergibt rasches Einfließen der Kontrastmassen bis ins Coecum. (Sigma gestreckt, Descendens und Transversum relativ

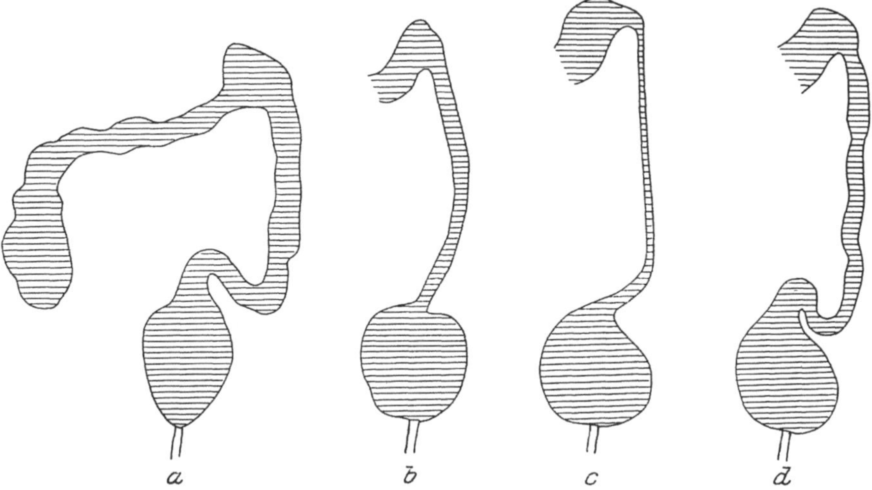

Abb. 71.　Kontraktionsphänome am Kolon descendens und Sigmoideum, bei chronisch katarrhalischer Colitis.　Fall XIV.

schmal. Coecum und Ascendens breit.) Kurz nach Beendigung des Einlaufs sieht man im Sigma, Descendens und Transversum bis zur Flexura hepatica (Abb. 72 I c,) rasch hin und her wandernde diffuse Kontrakturen auftreten, die die genannten Partien ausstreifen, so daß sich schließlich die Kontrastflüssigkeit immer mehr in der Ampulle und im Coecum ascendens ansammelt (Abb. 72 II). Während dieses Vorganges empfindet der Kranke auch die charakteristischen Koliken.

Fall XVI. 59jähriger Friseur, früher vorwiegend an Verstopfung laborierend, hat in der letzten Zeit vormittags geformten Stuhl, nachmittags breiige, mit Schleim vermengte Entleerungen. Der Einlauf gelangt sehr rasch bis ins Coecum. Gleich darauf beginnt eine antiperistaltische Kontraktion am Sigma Abb. 73a, die bis zur Flexura lienalis fortschreitet und den ganzen Descendensinhalt retrograd entleert. Dann flutet der flüssige Inhalt wieder nach vorwärts und füllt das Descendens.

Nun setzt wieder antiperistaltische Kontraktur ein. Dieser Vorgang
wiederholt sich während mehrerer Minuten viele Male (Abb. 73). Interessant ist das Ergebnis der Palpation. Während der Kontraktion
fühlt sich das in diesem Falle (schlaffe Bauchdecke) den Fingern leicht
zugängliche Sigma und Descendens knorpelhart an.

Fall XVII (kein Bild). 72jährige Frau, früher Verstopfung, seit
einiger Zeit öfters dünne, stark schleimhaltige Stühle, aber täglich nur
eine Entleerung. Die Durchleuchtung per os ergibt eine typisch
dyskinetische Obstipation, d. h. Ascendensstagnation, starke Zertrennung der Stuhlpartikel im Transversum und Descendens.

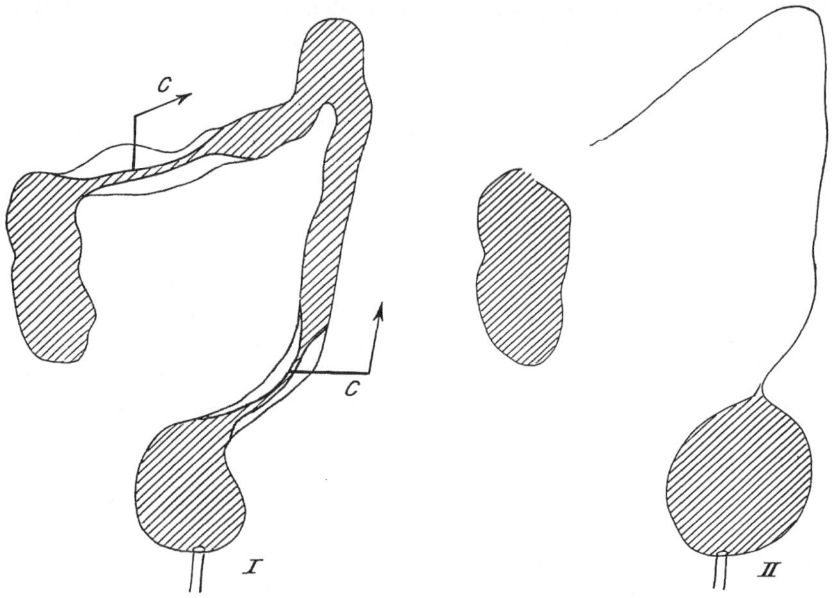

Abb. 72. Fall XV. Kontraktionsphänomene bei Colitis.

Der Einlauf füllt die Ampulle in normaler Weise und läuft dann
rasch durch das fingerförmig enge Sigma und Colon descendens,
während Querkolon und Ascendens breit erscheinen. Peristaltische Bewegungen waren nicht sichtbar.

Ein schönes Einlaufsbild bei chronischer Colitis im oberen Descendens verdanke ich Case (Abb. 74). Wir sehen darauf die strangförmige Schmalheit des Lumens (Kontraktionsstellung) in besonders
schöner Weise.

Resümieren wir die geschilderten Fälle, so wäre zu sagen: Bei
Patienten, die an schleimhältigen, von Krämpfen begleiteten, mit Verstopfung abwechselnden Diarrhöen litten, — also klinisch als Träger
eines chronischen Darmkatarrhs zu klassifizieren waren — ergaben
sich irrigoskopisch übereinstimmend folgende Zeichen.

1. Sigma und Descendens, eventuell auch Transversum sind abnorm
enge, bilden ein gestrecktes (nicht geschlängeltes) Rohr, ohne Haustrenzeichnung.

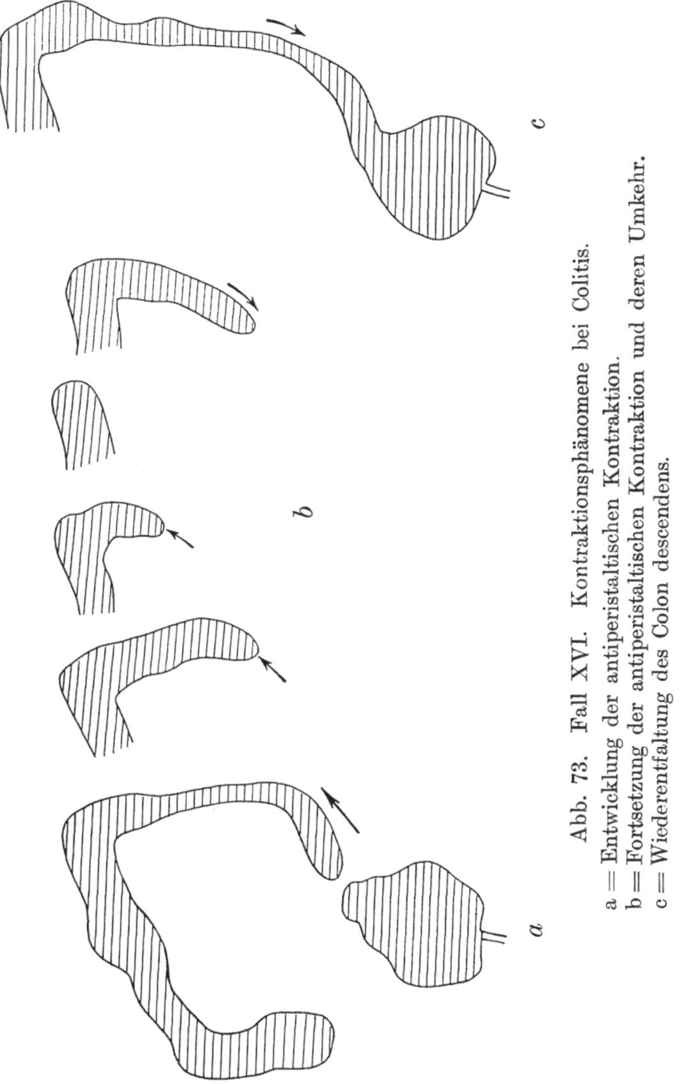

Abb. 73. Fall XVI. Kontraktionsphänomene bei Colitis.

a = Entwicklung der antiperistaltischen Kontraktion.
b = Fortsetzung der antiperistaltischen Kontraktion und deren Umkehr.
c = Wiederentfaltung des Colon descendens.

2. Der Einlauf vollzieht sich mit abnormer Schnelligkeit
und Leichtigkeit. Man gewinnt den Eindruck, als ob die sub 1.
genannten Darmpartien eben wegen ihrer Dehnungsunfähigkeit dieses
rapide Einfließen der Irrigationsmasse begünstigen.

3. In drei von den vier Fällen sahen wir sofort nach dem Einlauf in den abnorm engen Darmpartien hochgradige und ausgedehnte antiperistaltische und normoperistaltische, rasch wandernde Kontraktionen ablaufen.

Was zunächst die abnorme Engheit, Gestrecktheit und Starrheit der besprochenen Abschnitte des Dickdarms betrifft, so kann wohl darüber kein Zweifel bestehen, daß die Ursache in einer tonischen Kontrakturstellung der Muskularis zu suchen ist. A priori wäre ja noch die Annahme einer anatomischen Röhrenbildung, z. B. durch chronische ulzerative Prozesse mit Narbenbildung, denkbar. Da wir aber Wechsel

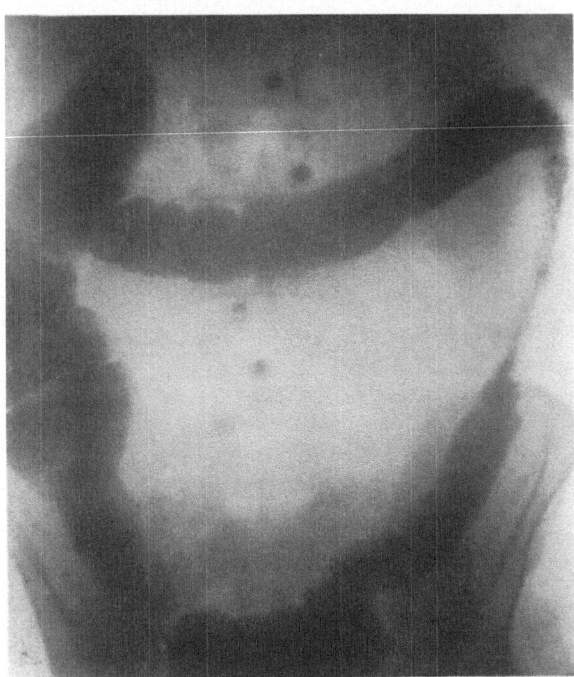

Abb. 74. Colitische Kontraktur im oberen Descendens. (Bild von Case.)

des Lumens, Erschlaffung und Peristaltik sahen, so ist diese letztere Möglichkeit leicht von der Hand zu weisen. Während der Durchleuchtung palpiert, fühlt sich (vgl. Fall Nr. XVI) die in abnormer Enge erscheinende Dickdarmpartie als knorpelharter Strang an, woraus sich die Korrelation unseres Röntgenbefundes zu der von Glénard sogenannten Chorde colique ergibt. Die Chorde colique bezeichnete Boas (Arch. f. Verdauungskrankheiten 1909) als Kolospasmus. Boas fand den Kolospasmus palpatorisch, wie er in obiger Arbeit berichtet:

1. „Bei mehr oder weniger ausgesprochener Obstipation."
2. „Bei chronischen Diarrhöen."
3. „Bei chronischem Dickdarmkatarrh."
4. „Bei chronischer Sigmoiditis", ferner „bei hoch- oder tief-
   sitzendem Rectumkarzinom."
5. „Bei völlig Darmgesunden, aber leicht Erregbaren."

Abgesehen von dem letzten Falle, in welchem der chronische Kolospasmus als Neurose anzusehen wäre, lassen sich alle von Boas aufgezählten Möglichkeiten mit der Supposition einer katarrhalischen Reizung des Dickdarms vereinbaren.

Singer und Holzknecht haben (Münch. med. Wochenschr. 48, 1911) zum erstenmal auf die Enge der distalen Kolonabschnitte, insbesondere des Sigmas nach Klysmafüllung im Röntgenbilde aufmerksam gemacht und diesen Befund für gewisse Typen der spastischen Obstipation als charakteristisch bezeichnet. Auf die Verwandtschaft des chronischen Dickdarmkatarrhs mit der dyskinetischen Obstipation werden wir gleich zu sprechen kommen.

Neben diesem Kolospasmus, der Chorde colique oder der Hypertonie (Singer), die wir — wie gezeigt — röntgenologisch mittels des Kontrasteinlaufs beim chronischen Dickdarmkatarrh angetroffen haben, fanden wir aber noch überdies abnorme Bewegungserscheinungen. Die zu unseren irrigoskopischen Untersuchungen verwendete Einlaufflüssigkeit ist völlig bland. Sie enthält außer dem chemisch indifferenten Kontrastmittel nur Stärke (Mondamin). In der Tat übt diese Masse einen relativ sehr geringen Reiz auf die normale Dickdarmschleimhaut aus. Darum kann man eben durch mehrere Minuten ruhig den gefüllten normalen Dickdarm röntgenoskopisch beobachten und photographieren. Nur in der Ampulle entsteht schließlich Stuhldrang, der zur Entleerung zwingt.

Peristaltische Kontraktionen kann man aber auch am normalen Darm prompt auslösen, entweder wenn die Masse des Einlaufs stark vermehrt wird (z. B. 2 Liter statt 1 Liter) — Distensionsreiz nach Stierlin und Case — oder durch Zusatz von chemisch wirksamen Substanzen (Salz, Seife, Purgen).

Letzteres Mittel haben insbesondere Bergmann und Lenz (Deutsch. med. Wochenschr, 1911. S. 31) angewendet und damit ihre bekannten Ergebnisse über die Dickdarmperistaltik gewonnen. Bergmann und Lenz konstatieren nach derartigen Reizeinläufen unter Bauchgrimmen auftretende anterograde Kontraktionswellen im Coecum, Ascendens, Querkolon und dann wieder retrogrades Zurückfluten.

Kommen wir nun auf unsere Einlaufbefunde bei chronischem Dickdarmkatarrh zurück, so müssen wir sagen: Der Dickdarm verhält sich in diesen Fällen gegenüber einem mäßig großen, chemisch indifferenten Einlauf schon so, wie der normale erst gegenüber einem Reizeinlauf. Dies wird vollkommen verständlich, wenn wir uns die anatomische Beschaffenheit der Schleimhaut beim Katarrh in Erinnerung bringen. Die Schleimhaut ist hyperämisch, entzündet, überempfindlich[1]) und reagiert demgemäß auf einen Reiz, der am normalen Darm nur geringe Kontraktionen auslöst, sehr stark. In der Hyperirritabilität des entzündeten Darmanteiles ist somit die Ursache der Steigerung seiner peristaltischen Funktion zu suchen. Dieser Hypermotilität, dieser Neigung entzündeter Dickdarmteile sich ihres Inhaltes so rasch als möglich zu entledigen, werden wir gleich-

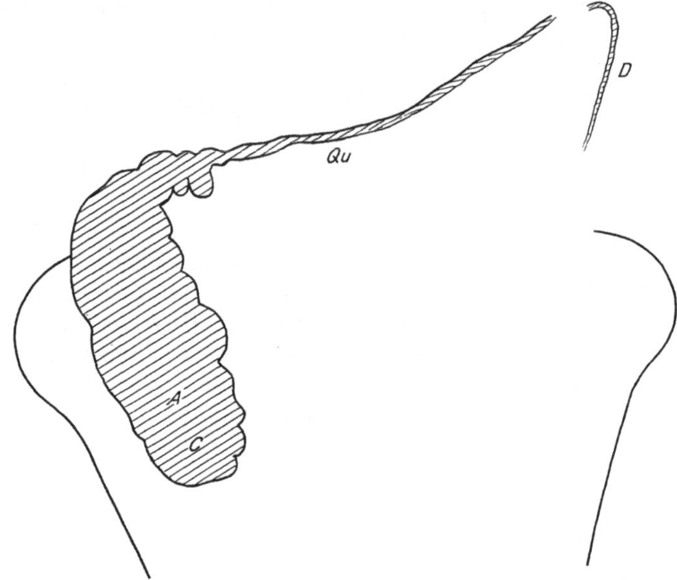

Abb. 75. Fall XVIII. Spur einer großen Colonbewegung im Quercolon (Qu) bei Colitis.

sam in einem Spezialfalle noch bei der Ileocoecaltuberkulose begegnen, wo durch sie der eigentümliche Stierlinsche Röntgenbefund zustande kommt.

Auch per os kann man unter Umständen sich ein Bild von der Hyperirritabilität des Darmes bei Colitis machen.

Fall XVIII. 40jährige, gut genährte Frau, die seit Jahren an Diarrhöe (3 mal im Tage, manchmal Schleim und Blut enthaltend) leidet. Diese Diarrhöen sind nach zirka dreitägiger Dauer, von ein oder zwei Tage lang währender normaler Entleerung unterbrochen.

---

[1]) Ich verzichte aus diesem Grunde bei den irrigoskopischen Untersuchungen meist auf einen vorhergehenden sog. Reinigungseinlauf. Dieser muß ein Reizeinlauf sein (Seife, Salz) macht Hyperämie und könnte daher zu Täuschungen Anlaß geben.

Um 10¾ Uhr Wismutmahlzeit, normal konfigurierter Magen. Um 6 Uhr kleiner Rest im Magen und merkwürdige Kolonfüllung. Bis zur Flexura hepatica normal, dann im Beginn des Querkolon ganz dünn werdend (Abb. 75). In der Mitte des Querkolon leer. Im linken Viertel wieder enorm dünn, ebenso im Descendens. Tiefer noch kein Wismut. Keine Entleerung inzwischen. Um ½9 Uhr früh des nächsten Tages Spuren im Coecum. In der Ampulle einige Klumpen.

Epikrise: Der übererregbare Darm muß im Anfange des Transversums ein kleines, noch breiig weiches Quantum abgezwickt und in einer großen Bewegung weiter transportiert haben, wobei sich der Bröckel als „Schliere" ausgestreift hat. (Vergl. Kapitel V, S. 37.)

Auch Stierlin findet in der „Tendenz zur Bildung kontinuierlicher feiner Schattenketten über größere Strecken" ein Zeichen „spastischer Diarrhöen", die er dem chronischen Dickdarmkatarrh zuordnet. Case beobachtete einen Fall von Colitis, bei dem er eine mächtige, antiperistaltische Verschiebung per os genommenen Wismuts vom Rektum bis zur Flexura lienalis während der Durchleuchtung sah.

Erinnern wir uns nun an die Darlegungen über die dyskinetische Obstipation, deren Wesen wir in einer zu unrichtiger Stuhlverteilung, führenden Hyperperistaltik des Kolon transversum, descendens und pelvicum sahen, so muß auch radiologisch die Frage aufgeworfen werden, **ob der chronische Dickdarmkatarrh mit der dyskinetischen Obstipation nicht identisch sei, ob er nicht vielleicht nur eine besondere Stufe derselben darstellt.** Mit den Auffassungen der meisten älteren Autoren würde dieses röntgenologische Ergebnis in guter Übereinstimmung stehen.

XV. Colitis mucosa.

Während es sich bei dem bisher besprochenen chronischen Dickdarmkatarrh um einen diffusen entzündlichen Zustand der Schleimhaut handelt, gibt es andere Formen von Kolitis, die anscheinend wegen einer eigentümlichen circumscripten Schleimproduktion an den Herden der Erkrankung eigentümliche Röntgenbilder hervorrufen.

Fall XIX. Eine 59jährige, kachektisch aussehende Frau suchte mit folgenden Beschwerden unsere Klinik auf: Seit vier Wochen bestehen Krämpfe in beiden Unterbauchgegenden, parallel zu dem Ligamenta Poupartii, zeitweilig Erbrechen, stets Appetitlosigkeit. Die Patientin zeigte während ihres Aufenthaltes an der Klinik leichte Temperatursteigerungen bis zu 38,1 °, an einzelnen Tagen starke Diarrhöen (bis zu acht Stühlen), in denen niemals Blut enthalten war. Die Untersuchung des Magensaftes ergab Mangel an freier Salzsäure und das Vorhandensein von Milchsäure. Da das Erbrechen fortbestand, wurde klinisch der Verdacht auf ein Magenkarzinom rege, so daß die Kranke der Röntgenuntersuchung zugeführt wurde. Dieselbe ergab: Kleiner Magen mit tetanischen Antrumkontraktionen, kein sicherer Füllungsdefekt, nach sechs Stunden ein kleiner Rest. Nach 24 Stunden ist der Magen und Dünndarm wismutfrei, der Dickdarm aber enthält vom Ascendens bis zum Sigma Wismutmassen, und zwar in so seltsamer Anordnung, daß auch dem weniger Geübten die Eigenartigkeit des Bildes sofort auffällt (Abb. 76). Wir bemerken alle sichtbaren Kolon-

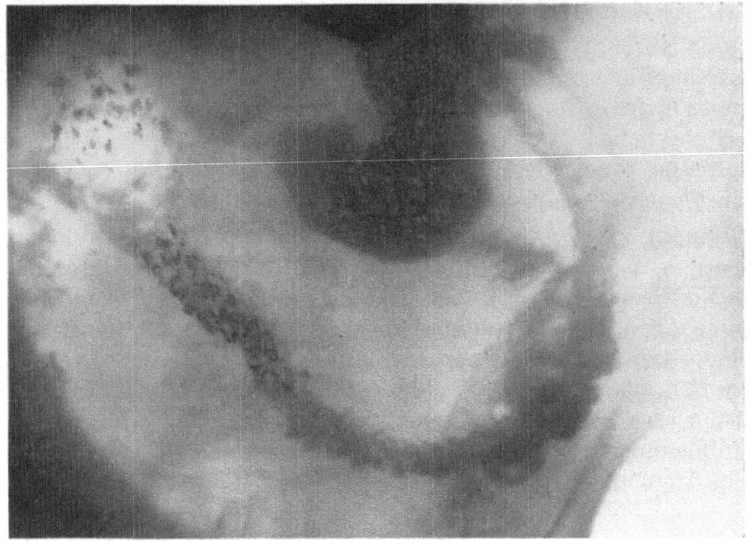

Abb. 76 (an einigen Stellen retuschiert). Flechtbandform und Tüpfelung des Kolonschattens bei Colitis mucosa. Fall XIX.

schatten bandartig enge (etwa daumenbreit), an der Flexura lienalis noch enger. Dabei fehlt jedwede Haustrenzeichnung und die Kontraststuhlfüllung bildet keine homogene Masse, sondern löst sich bei näherer Betrachtung in eine unzählbare Menge kleiner miteinander netzförmig verflochtener Bröckelchen auf. An der Flexura hepatica sind diese Bröckelchen durch starke Gasblähung auseinander gedrängt und erscheinen wie schwarze Würmer auf hellem Grunde.

Die Obduktion der Patientin ergab: Chronische ausgebreitete Tuberkulose des Dünn- und Dickdarmes mit spärlichen Geschwüren, Atrophie des Darmes, Peritonealtuberkulose, subakute Miliartuberkulose der Lungen.

Fall XX. (Kein Bild.) 32jährige Frau leidet seit 1½ Jahren an periodisch wiederkehrenden, schweren Durchfällen. Die letzte Attacke begann vor sieben Wochen unter Fiebersteigerung. Seit dieser Zeit Abmagerung um 20 kg. Stuhluntersuchung ergab große Schleimmengen, Typhus-, Tuberkel-Bazillen negativ. (Fehlen freier Salzsäure im Magensaft, Milchsäure positiv.)

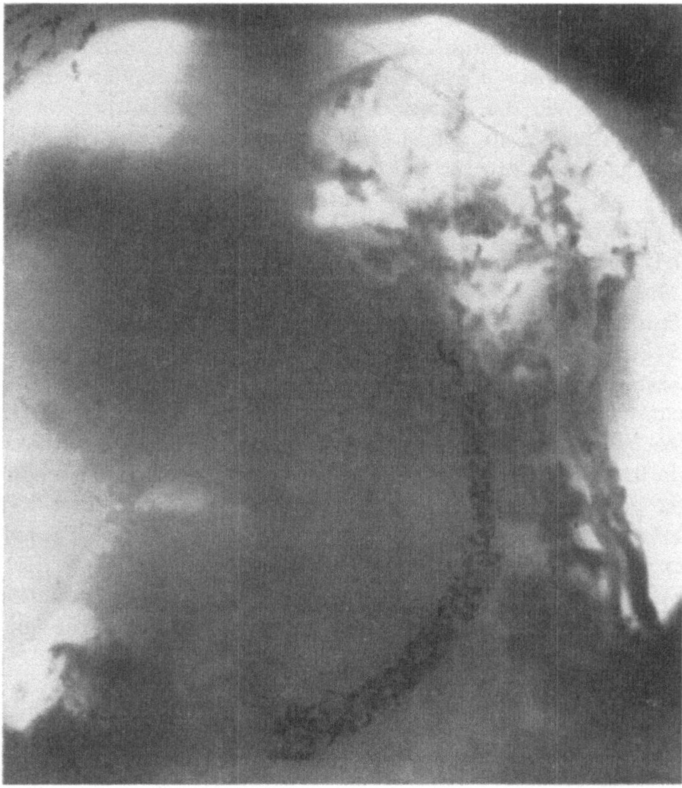

Abb. 77. Fall XX. Flechtbandform und Marmorierung bei Colitis mucosa

Bei der Röntgenuntersuchung fanden wir acht Stunden nach Einnahme der Wismutmahlzeit wiederum das ganze Kolon zu einem bandartigen, fingerbreiten, haustrenlosen Schattenzuge umgewandelt, die netzförmige Struktur aber nur an der geblähten Flexura hepatica ausgesprochen. Ein Wismuteinlauf ergibt eine geräumige Ampulle und ein ziemlich weites Sigmoideum. Die proximalen Darmpartien aber, das Colon ascendens, transversum und Colon descendens sind nur auf Fingerbreite trotz des hohen Einlaufdruckes ausdehnbar.

Noch ein drittes Bild (Fall XXI) wollen wir wiedergeben (Abb. 77). Im Querkolon sehen wir einen kaum fingerbreiten, strangförmigen Schattenstreifen, der sich bei näherer Betrachtung in eine Anzahl kleiner bröckeliger Klümpchen auflöst. Die Flexura lienalis mächtig gasgebläht, voll von sternförmigen, bohnenförmigen, diffus ausgebreiteten Flecken, die dem Bilde ein ganz absonderliches marmoriertes Aussehen verleihen. Im Descendens langgezogene, fransenartig nebeneinander laufende, dünne Streifen.

Der Obduktionsbefund unseres Falles XIX hebt ausdrücklich hervor, daß nur sehr spärliche Geschwüre vorhanden waren. Und dennoch fanden wir das ganze Kolon in ein Maschenwerk von kleinen Fleckchen aufgelöst, an der Flexura hepatica typische Marmorierung. Ich sah ferner vor kurzem einen Fall, der dem Bilde von Fall XXI (Abb. 77) auf ein Haar glich. Der Kranke litt an einer Jejunalstenose (Tumor), die operiert wurde. Exitus nach 14 Tagen. Die Obduktion zeigte nur ein stark geblähtes, abnorm weites und langes Kolon (Megakolon) mit katarrhalischer Beschaffenheit der Schleimhaut, aber nirgends auch nur das kleinste Geschwür. Es ist darum anzunehmen, daß ein besonders zäher und reichlicher Schleimgehalt, nicht aber Geschwüre, des Dickdarmsekretes die Ursache der Schattenfleckenbildung sind. Dr. Case verdanke ich übrigens eine sehr interessante Mitteilung. Er sah bei einem Fall von Colitis auf dem Röntgenschirm solche Fleckchen. Seine Kollegen gerieten in eine Diskussion über die Natur derselben. Um eine Entscheidung herbeizuführen, machte Case eine Darmspülung. Und da zeigte sich, daß tatsächlich wismuthaltige Schleimklümpchen nach außen gewaschen wurden, während gleichzeitig die kontroversen Schattenflecken am Röntgenbilde verschwunden waren.

XVI. Colitis ulcerosa („suppurativa" nach Ad. Schmidt.)

Auf dem Boden spezifischer Infektion (Tuberkulose, Dysenterie) (Paltauf, Wien. klin. Wochenschr. 1912, 19, S. 719, Diskussionsbemerkung) bilden sich mitunter tiefgreifende und irreparable Erkrankungen der Dickdarmschleimhaut aus, die zu geschwürigen, narbigen und hypertrophisch granulomatösen Veränderungen der Colonwand auf mehr minder lange Strecken, ja auf die ganze Länge des Dickdarmrohres führen. Ad. Schmidt hat, Mitteil. aus d. Grenzgebieten 1913, Heft 1, S. 150 für diese Prozesse den Namen Colitis suppurativa geprägt.

Die Unebenheiten der Schleimhaut lassen sich bisweilen mittels der Irrigoskopie in charakteristischer Weise direkt nachweisen.

Fall XXII. 35 jährige blasse, abgemagerte Frau, die seit fünf Jahren an schweren, öfters blutigen Diarrhöen, bis zu 10 mal im Tag, leidet. Proktoskopisch war vor einem Jahre eine schwere Proktitis catar-

rhalis konstatiert worden. Die jetzige Zuweisung zur Röntgenuntersuchung erfolgte von seiten des Chirurgen Dr. Schiller mit der
Angabe, daß er digital im Rectum leichte Höckerchen fühle. Die
neuerliche von Dozent Foges vorgenommene Rectoskopie ergab folgendes Resultat: Am hinteren Rand des Sphincter ani eine Narbe;
in deren Mitte eine Fistelöffnung. Regio sphincterica zeigt prokto-

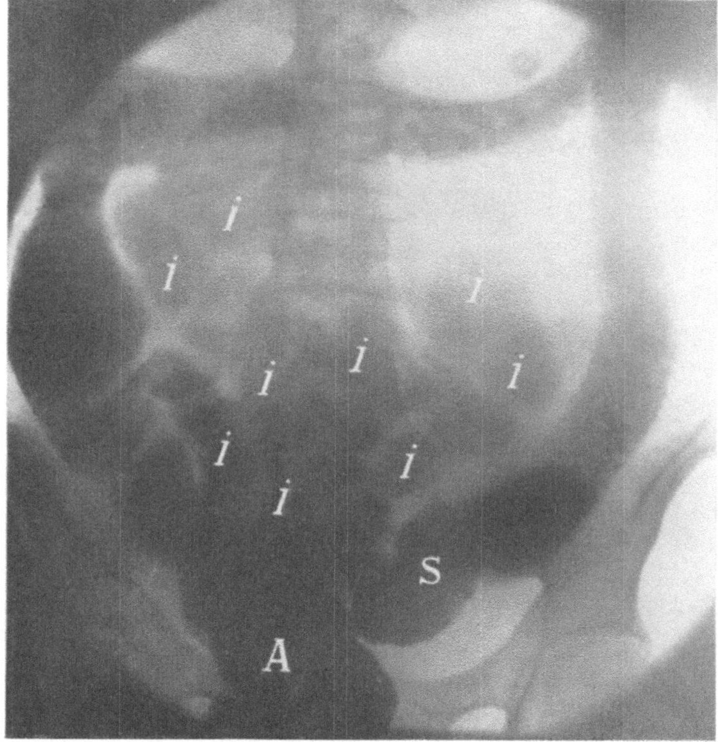

Abb. 78. Einlaufsbild von Colitis ulcerosa. A = Ampulle, S = Sigma. i i = Ileum
retrograd gefüllt. Fall XXII.

skopisch leichte entzündliche Schwellungen, die auf Berührung bluten.
Der übrige Teil des Rektums erscheint blaß, leicht granuliert; in 10 cm
Höhe sieht man eine halbkreisförmige, narbige Falte, über die das Rohr
nicht vordringen kann. Der über der Narbe hervorfließende, flüssige
Stuhl zeigt keine blutigen Beimengungen.

Irrigoskopisch ließ sich nun folgender Röntgenbefund feststellen:

Fast im selben Augenblicke, als die Ampulle gefüllt ist, taucht
der Einlaufschatten im Colon descendens auf und ist schon auch im
Querkolon und Colon ascendens zu sehen. Im Colon ascendens eine
leichte antiperistaltische Kontraktion, hierauf starke Anfüllung

des Ileums. Der Kolonschatten ist überall bandförmig schmal, haustrenlos. Dieses letztere Symptom, sowie das der rapiden Anfüllung haben wir schon im vorigen Kapitel bei der Besprechung der Colitis catarrhalis kennen gelernt. Neu kommt in diesem Falle hinzu die hochgradige Insuffizienz der Bauhinschen Klappe, ferner aber

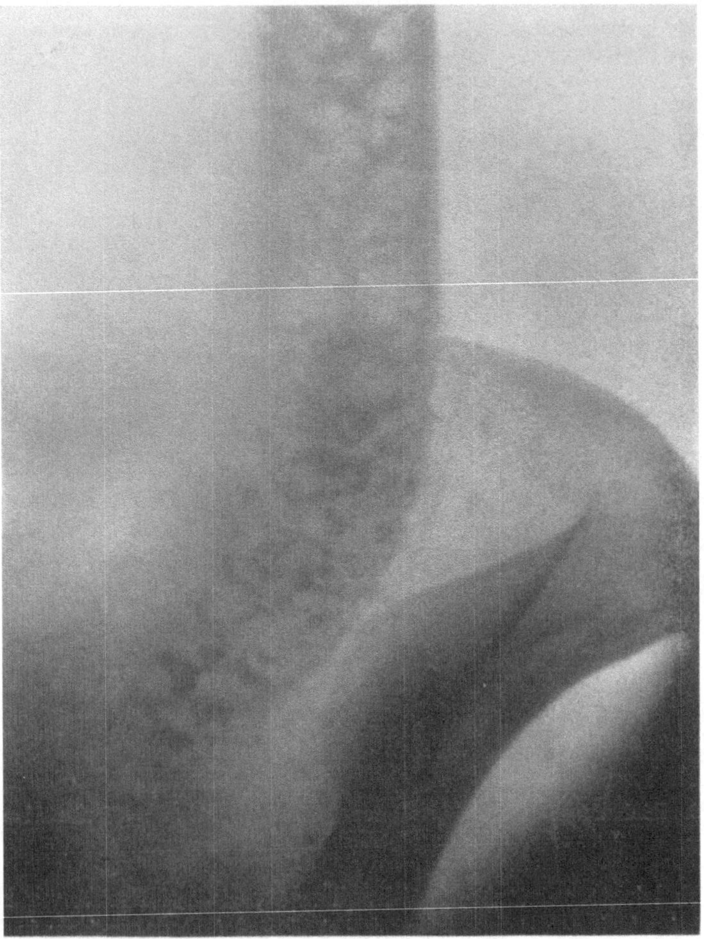

Abb. 79. Partie aus dem Kolon descendens des Falles XXII, Colitis ulcerosa, natürliche Größe.

ein ganz eigenartiges Strukturbild, das allerdings erst auf der Photographie erkennbar wurde.

Betrachtet man sich diese, so bemerkt man (Abb. 78, 79 u. 80), daß der ganze Einlaufschatten vom Sigma bis ins Coecum nicht etwa homogen, sondern aus zahllosen dendritisch verzweigten, helleren und dunkleren Stippchen und Streifchen zusammengesetzt ist, die ein geradezu plastisches Bild von dem Relief der Schleimhaut geben. Diese muß uneben, von Wülsten und Furchen durchzogen, gleichsam gerunzelt sein. Wo die Kontrastflüssigkeit in die Vertiefungen eindringen konnte, dort entsteht eine dunklere Schattierung, wo sie hingegen wegen der Prominenzen nur in ganz dünner Schichte sich ablagert, dort finden sich die helleren Stellen. Daß es sich dabei um keinen zufälligen, sondern

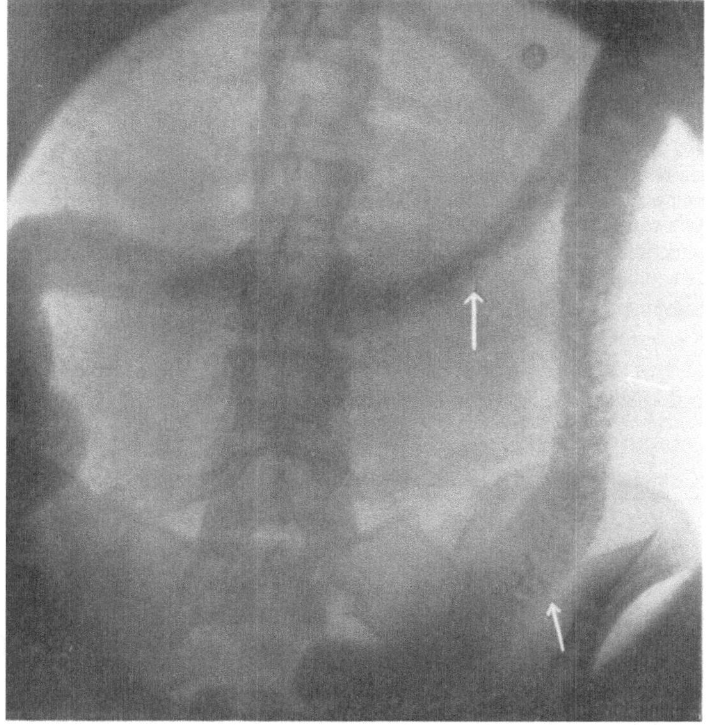

Abb. 80. Colitis ulcerosa, Fall XXII, 14 Tage später, identisches Bild.

vielmehr um einen dauernden Befund handelt, erwies ein zweites, 14 Tage später mit absolut identischem Ergebnis aufgenommenes Röntgenbild. (Abb. 80.) [1]

Da die Patientin immer mehr herunter kam, wurde eine Appendicostomie zur Spülbehandlung vorgenommen. Bei der Operation wurde das Kolon inspiziert und als in toto röhrenförmig starr, induriert mit zahllosen Höckerchen an der Innenfläche (also genau dem Röntgenbilde entsprechend) vorgefunden.

---

[1] Während der Korrektur konnte ich noch einen zweiten vollkommen analogen Fall beobachten, der nebstbei hoch fieberte.

Was die röntgenologisch konstatierte Insuffizienz der Bauhingschen Klappe anlangt, so wird man sie hier wohl auf Schleimhautalterationen, die zur Dehiscenz der Klappenlippen führten, beziehen müssen.

Stierlin (Zeitschr. f. klin. Medizin 75, S. 492) beschrieb als erster einen Fall, dessen Röntgenbild manche Ähnlichkeit mit dem vorigen hat. („Marmorierung.") Ein von Kienböck (Fortschr. XX, 3) beschriebener Fall möge schließlich hier noch Platz finden.

Anamnese: 67 jähriger Mann seit vier Monaten breiige, dunkle Entleerungen, oft mit frischem Blut, wie bei Dysenterie. Sechs Stunden nach der Wismutmahlzeit war der ganze Verdauungskanal, von einem kleinen Rest im unteren Ileum und Coecum abgesehen, bereits leer. Nach Wismutklysma: Der Dickdarm im allgemeinen ziemlich prall gefüllt. Das mittlere Drittel des Ascendens aber bei derselben Breite und Konfiguration wie in der Umgebung, fast wismutfrei. Nur feine, dunkle Randkonturen und netzförmige Innenzeichnung vorhanden. Offenbar infolge von Unebenheiten der Schleimhaut und Geschwürsbelägen. Insuffizienz der Valvula Bauhingi.

Operation: Schwere, chronisch entzündliche Veränderung des Darmes mit Induration der Wand und Stenose am Colon ascendens.

Abnorme Schmalheit, Haustrenlosigkeit, netzartige Struktur des Kolonschattens (eventuell Insuffizienz der Bauhingschen Klappe) bei Füllung per Einlauf sind also die hauptsächlichsten röntgenologischen Zeichen der Colitis ulcerosa („suppurativa").

XVII. Die Ileocoecaltuberkulose (Stierlins Röntgenbefund).

Als Stierlin im Jahre 1911 zum ersten Male mitteilte (Münch. med. Wochenschr. Nr. 23), „daß er in der Röntgenuntersuchung ein neues diagnostisches Hilfsmittel zur Erkennung auch der frühen Stadien der Ileocoecaltuberkulose gefunden habe", stieß diese seine Mitteilung auf eine gewisse Skepsis. Der Röntgenbefund, den er für dieses Leiden als charakteristisch bezeichnete, mußte auch in der Tat bei dem damaligen Stande unserer röntgenologischen Kenntnisse vom Dickdarm höchst sonderbar erscheinen. Stierlin erklärte nämlich, daß sich die Ileocoecaltuberkulose im Röntgenbilde dadurch manifestiere, daß gerade die erkrankten Dickdarmpartien „aus der Schattenkontinuität von unterer Dünndarmfüllung und Füllung der gesunden Dickdarmpartien gleichsam ausgelöscht sind".

Tillmans sagt über die Ileocoecaltuberkulose, ein Leiden, das dem Chirurgen geläufiger ist als dem Internisten, folgendes: „Eine Prädilektionsstelle für die Entwickelung einer solitären Darmtuberkulose ist die Ileocoecalgegend, welche anatomisch durch Verdickung und schwielige Induration der Darmwand mit Geschwürsbildung charakterisiert ist. Klinisch verläuft die Ileocoecaltuberkulose teils unter dem Bilde einer rezidivierenden ulzerösen Appendizitis, teils eines Neoplasmas.

Angesichts der Definition: Schwielige Induration der Darmwand mit Geschwürsbildung, war die von Stierlin behauptete These: „Der Darminhalt durcheilt den kranken Kolonabschnitt so rasch, daß es nicht zu einer radiologisch nachweisbaren Ansammlung desselben kommt", doppelt rätselhaft. Und doch hat Stierlin das Richtige getroffen. Sowohl seine eigenen operativen Sicherstellungen als die Erfahrungen anderer Autoren (darunter auch meine) lassen keinen Zweifel darüber, daß der paradoxe Schattenausfall im Coecum und Ascendens ein nahezu untrügliches Symptom der Ileocoecaltuberkulose darstellt.

Gehen wir genauer auf das Stierlinsche Symptom ein. Bezüglich des Modus der Stuhlvorrückung im Ileocoecum, Ascendens und der Flexura hepatica, erinnern wir uns, daß die genannten Darmabschnitte im Röntgenbild eine vollkommene Kontinuität des Schattens zeigen. Das will sagen, es kommt normalerweise niemals vor, daß z. B. im Ileum wismuthaltige Massen zu finden wären, andererseits auch das Transversum bereits solche enthielte, Coecum-Ascendens aber wismutfrei angetroffen würde. Nach einer Wismutmahlzeit per os kann Coecum und Ascendens wohl schattenlos sein,

a) wenn die Wismutchymusmasse noch nicht bis dorthin vorgerückt ist. Dann finden wir eben alles Wismut bloß im Dünndarm. Das Coecum-Ascendens ist noch nicht kontrastführend, das Trans versum aber natürlich erst recht nicht.

b) wenn das Ende der Kontrastsäule das Coecum und Ascendens schon verlassen hat, also frühestens 20—24 Stunden nach Einnahme der Mahlzeit. Dann aber ist der Dünndarm selbstverständlich auch schon längst schattenfrei.

Kontraststuhlhaltigkeit des Ileums und Transversums mit interkalierter Leerheit des Coecum, Ascendens (und eventuell der Flexura hepatica) ist somit ein unbedingt auffälliger und, wie wir aus einigen Beispielen sehen werden, pathologischer Befund.

Fall XXIII. 43 jähriger blasser Mann bekommt plötzlich nach einem warmen Bade einen heftigen Anfall von Schmerzen im rechten Unterbauch. Sein Bruder, der Arzt ist, wird gerufen und findet ihn in einem kollapsartigen Zustand. Leichte Temperatursteigerung, Stuhlverhaltung. Da in der Ileocoecalgegend eine Resistenz vorhanden ist, macht er die Diagnose Appendizitis. In den nächsten Tagen geht die Verstopfung in Diarrhöen über. Die strangförmige Resistenz ist nach wie vor palpabel. Ein beigezogener Chirurg sieht Darmsteifungen und nimmt eine Dünndarmstenose an (durch einen eventuellen Coecumtumor hervorgerufen). Darum Röntgenuntersuchung. Diese ergibt aber folgendes:

Vier Stunden nach Einnahme der Wismutmahlzeit ist der Magen leer. Die Schattenmassen finden sich einerseits im Ileum, andererseits im Colon transversum und descendens. Die Gegend des Coecum-Ascendens aber ist vollkommen schattenfrei (Abb. 81).

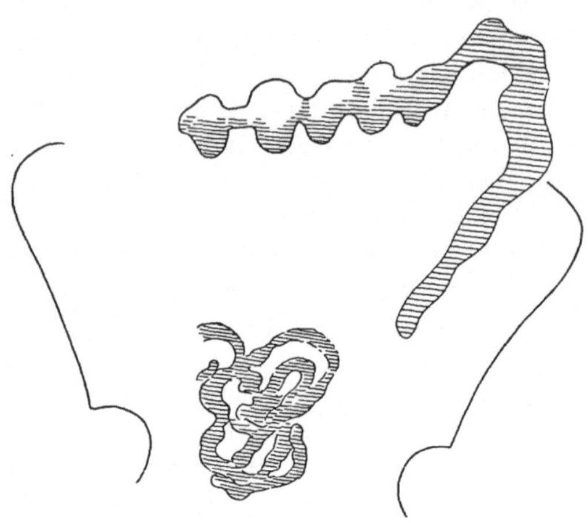

Abb. 81. Fall XXIII. Stuhlschattenverteilung bei Ileocoecaltuberkulose.

Bei der Operation fand sich ein tumorartiges Gebilde am Coecum. Der Operateur neigte zur Ansicht, daß es sich um ein Karzinom handle. Radiologisch mußte aber nach Stierlin an der Diagnose Coecaltuberkulose festgehalten werden. Die histologische Untersuchung nun zeigte in der Tat, daß es sich um eine Tuberkulose und nicht um ein Neoplasma gehandelt hatte.

Der nächste Fall, den ich hier wiedergeben möchte, ist der Stierlinschen Publikation entnommen (Abb. 82). Ein 35 jähriges Mädchen mit Diarrhöen und abwechselnder Verstopfung klagt seit einem halben Jahre über häufige, kolikartige Schmerzen in der Blinddarmgegend. Daselbst eine Resistenz palpabel.

Die Röntgenaufnahme sechs Stunden nach der Wismutmahlzeit zeigt einen „Schattenrest in der untersten Ileumschlinge", Coecum, Ascendens und Flexura hepatica vollkommen leer. Transversum links vom Nabel und Colon descendens wismutstuhlhaltig.

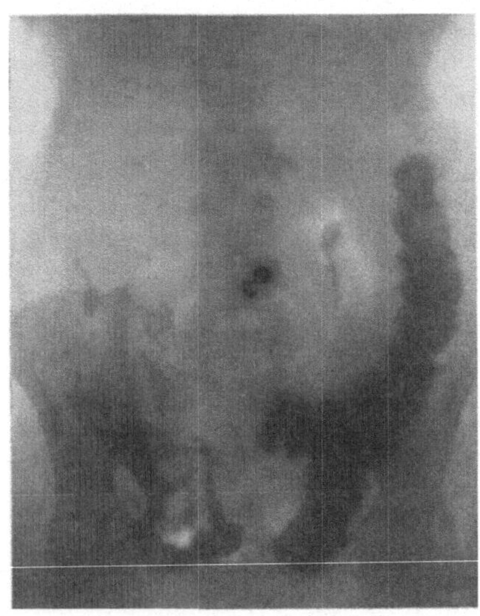

Abb. 82. Ileocoecaltuberkulose nach Stierlin.

Operation: Coecum und Colon ascendens in ein starrwandiges Rohr verwandelt, die Wand derb infiltriert, Serosa an einigen Stellen mit leichten Fibrinauflagerungen und vereinzelten Knötchen bedeckt.

Ein zweiter Fall Stierlins erheischt besonderes Interesse, da sich in ihm wohl der typische Röntgenbefund, bei der Operation, aber nur eine verhältnismäßig leichte tuberkulose Veränderung (Knötchen auf der Serosa, Injektion und „spinngewebige“ Auflagerungen entzündlicher Natur und einige kleinere Ulzera) fanden. Das Coecum und Ascendens war nicht tiefgreifend anatomisch destruiert, es hatte in toto seine physikalischen Eigenschaften bewahrt. Trotzdem war im Röntgenbilde der Schattenausfall ein vollkommener.

Ich bringe schließlich noch die Abb. 83, Fall XXIV von einem mit fieberhafter Tuberkulose auch der Lungen behafteten, jungen Mann, der

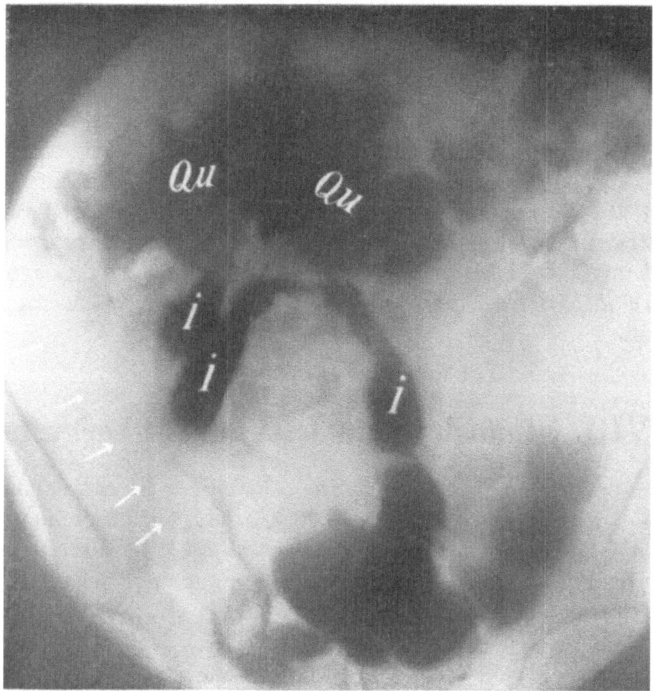

Abb. 83. Ileocoecaltuberkulose, Fall XXIV. ii = erweiterte und „aufgerollte“ Ileumschlingen, Pfeile = leeres Coecum-Ascendens, Qu = Querkolon.

an Diarrhöen und heftigen Koliken litt. Im Abdomen nichts Sicheres palpabel. Fünf Stunden nach Einnahme der Wismutmahlzeit finden wir einerseits Wismutmassen in erweiterten, eigentümlich aufgestellten Ileumschlingen[1]), andererseits im Querkolon. Coecum und Ascendens ist leer. Bei diesem Falle hatte die Coecaltuberkulose auch zur Stenosierung der Bauhinschen Klappe und daher zur Stauung im Dünndarm

---

[1]) Symptom der Dünndarmstenose. Vergl. das betr. Kapitel im Lehrbuch d. Röntgendiagnostik bei J. Springer in Berlin.

geführt. Stierlin und Kienböck (Fortschr. XX, 3) publizierten ähnliches.

Aus den voranstehenden Beispielen geht zur Genüge hervor, welch eminenter diagnostischer Wert dem Stierlinschen Befunde der Schattenlosigkeit des tuberkulös erkrankten Dickdarmabschnittes zukommt. Diese Schattenlosigkeit ist nicht ausdrücklich durch den anatomischen Prozeß verursacht, etwa in der Weise, daß eine röhrenförmige Verengerung des Lumens keine Füllung zustande kommen ließe. Stierlin zeigte, daß ein durchaus nicht narbig konstringiertes, vielmehr normal weites Coecum-Ascendens, gleichwohl den typischen Befund der Leerheit aufwies. Wir müssen mit Stierlin in einem funktionellen Verhalten der entzündlich veränderten Dickdarmpartien den Grund ihrer Schattenlosigkeit sehen. Die Überempfindlichkeit der gereizten Schleimhaut, wie wir sie ja schon bei der einfachen Kolitis, kennen gelernt haben, bewirkt eben, daß der Darm eine stabilere Stuhlansammlung nicht verträgt, sondern sich durch kräftige Kontraktion von ihr befreit. Diese Kontraktionen sind große Bewegungen, währen also nur wenige Sekunden. Man muß daher darauf verzichten, sie selbst zu Gesicht zu bekommen. Ihr Effekt, die abnorme Leerheit der kranken Region aber bleibt der Beobachtung dauernd zugänglich.

XVIII. Stenosierende Dickdarmtuberkulose.

Abgesehen von der nicht stenosierenden Ileocoecaltuberkulose bilden sich aus derselben bakteriellen Ursache chronisch ulceröse Veränderungen an diversen Stellen des Darmrohres aus, die mit mehr oder weniger hochgradiger Strikturierung einhergehen. Diese Strikturen können entweder ringförmig oder, wenn sie größere Strecken betreffen, röhrenförmig sein. Ein Fall letzterer Art sei im folgenden röntgenologisch wiedergegeben.

Fall XXV. 23 jähriges Mädchen mit Lungentuberkulose. Seit einiger Zeit Bauchschmerzen, vier bis fünf helle flüssige Stühle täglich.

Die Röntgenuntersuchung per os ergab nichts Sicheres.

Die Irrigoskopie dagegen brachte ein positives Resultat. Der Einlauf fließt rasch bis zur Flexura lienalis und erfährt hier unter Schmerzen ein Hindernis. Ampulle, Sigma und Colon descendens füllen sich mächtig auf. Bei der weiteren Irrigoskopie läßt sich zeigen, daß an der Flexura hepatica eine zweite enge Partie vorliegt, während das Coecum-Ascendens relativ breiter ist. (Abb. 84.)

Autopsie: Tuberkulöse, geschwürige Veränderungen des Kolons distal bis zur Flexura lienalis mit stellenweise hochgradigen röhrenförmigen Stenosenbildungen.

In diesem Falle zeigte also die Röntgenuntersuchung den stenosierenden Prozeß (von sehr hohem Sitz) genau so an, wie er später bei der Autopsie verifiziert wurde.

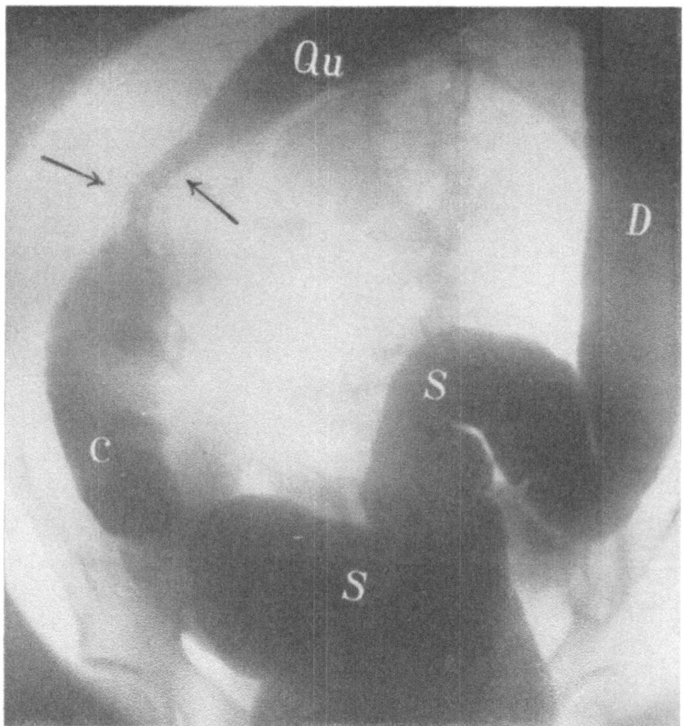

Abb. 84. Stenosierende Tuberkulose der Flexura hepatica (Pfeile). C = Coecum, Qu = Querkolon, D = Descendens, S = Sigma. Fall XXV.

XIX. Proctitis gravis.

Die gewöhnlichen Formen der Proktitis bieten keinen Anlaß für die Röntgenuntersuchung, da die Diagnose mittels des Spekulums leicht und sicher ist. Andererseits kann unter Umständen so große Schmerzhaftigkeit des Rektums vorhanden sein, daß selbst die Einführung des Fingers unmöglich wird, geschweige gar die eines starren Metallrohres. In einem solchen Falle gelang es durch die Röntgenirrigoskopie (bei ganz weichem, ganz wenig eingeschobenem Schlauch), zum Ziele zu kommen und ein typisches Bild zu erhalten.

Fall XXVI. Eine 45jährige Hebamme klagt seit zwei Jahren über furchtbare Schmerzen bei jedem Stuhlgang, der wegen dieser Schmerzen oft mehrere Stunden in Anspruch nimmt. Öfters Ab-

gang von blutigen, eitrigen Massen (Lues zugegeben). Rektoskop nicht
einführbar wegen enormer Empfindlichkeit.

Die Irrigoskopie ergibt: Sofort nach Öffnung des Hahnes schießt
die Flüssigkeit durch ein ganz ungewöhnlich geformtes Rektum ins
Sigma. Während normalerweise mit Regelmäßigkeit sich in der
Ampulle eine birnförmige Schattenmasse etabliert, erweitert sich der
Mastdarm hier nur auf ein fingerbreites Rohr, das höher oben

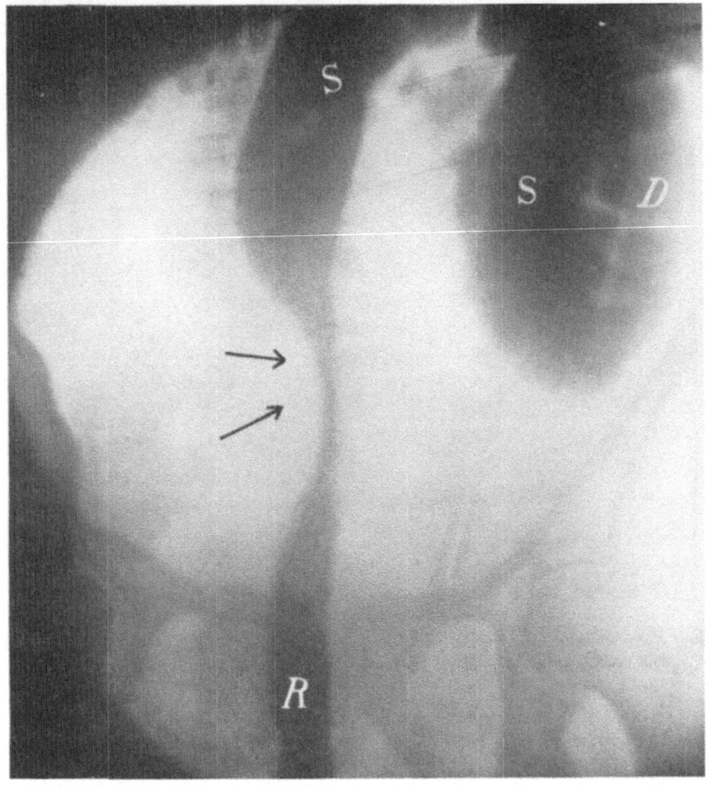

Abb. 85. Proktitis gravis, Einlaufsbild. R = Rectum, Pfeile = Ort der größten
Schmalheit, S = Sigma, D = Descendens.

gegen sein Flexurende noch schmäler wird. Erst jenseits des Genu recto-
romanum wird das Darmlumen normal weit und bildet ein geräumiges
Sigma.

Dieser Röntgenbefund ist auf den ersten Blick als pathologisch
zu erkennen und entspricht vollkommen den Verhältnissen, die wir
schon an anderer Stelle bei der Kolitis ulcerosa erörtert haben. Auch
dort fanden wir Dehnungsunfähigkeit und Starrheit der erkrankten
Darmstrecke. Diese Dehnungsunfähigkeit fällt im Rektum, das

sonst beim Einlauf gerade die allergrößte Erweiterung erfährt, besonders auf und läßt das geschilderte, überaus charakteristische Bild zustande kommen.

XX. Dickdarmkrebs.

„Wenn man vom Karzinom des Mastdarms absieht, hat die Diagnose des Darmkrebses immer große Schwierigkeiten", sagt Leube (spezielle Diagnose der inneren Krankheiten 1911). Hält man diese Tatsache zusammen mit der Häufigkeit des Dickdarmkarzinoms, so ist ohne weiteres klar, daß den Bemühungen der Radiologen gerade auf diesem Gebiete eine sehr lohnende Aufgabe erwächst. Ich habe mich darum seit zwei Jahren der Anwendung des Röntgenverfahrens zur Erkennung fraglicher Kolonkrebse mit besonderer Aufmerksamkeit gewidmet und bringe in diesem Kapitel zum ersten Male eine systematische Bearbeitung meiner Ergebnisse.

Zum Zwecke einer geordneten Darstellung wollen wir uns die Fälle von Dickdarmkarzinom zunächst nicht nach topischen, sondern nach klinischen Gesichtspunkten in Gruppen einteilen.

A. Karzinome mit hochgradiger Stase des Darminhaltes.

In dieser Gruppe handelt es sich um Kranke mit den klinischen Zeichen eines chronischen Ileus. Der Bauch ist gespannt, von geblähtem Darm aufgetrieben. Darmsteifung kann sichtbar sein. Die Röntgenuntersuchung wird indiziert, weil es dem betreffenden Internisten oder Chirurgen nicht möglich ist, zu entscheiden, ob das Hindernis dem Dickdarm oder dem Dünndarm angehört, eine Frage, von welcher die Art und der Ort des operativen Eingriffes wesentlich beeinflußt wird.

Fall XXVII. Ein 66jähriger Kaufmann, der seit Jahren an Stuhlunregelmäßigkeiten leidet, fühlt sich seit ungefähr zwei Monaten ernstlich krank. Die Entleerungen, die bis dahin auf Irrigation regelmäßig zu erzielen waren, hörten ganz auf. Nach den Einläufen werden etwa 10—15 semmelfarbige Stuhlbröckel von der Größe eines Fingergliedes entleert. In den letzten 14 Tagen entwickelte sich hochgradiger Meteorismus, Schmerzen und lautes Kollern, Beschwerden, die Sanatoriumsaufenthalt notwendig machten.

Der Aspekt des Kranken bei der Röntgenuntersuchung war ein recht elender. Farbe gelbfahl. Abdomen mächtig aufgetrieben, hart, leichte Eindellungen und Vorwölbungen im abwechselnden Spiel zeigend.

Die Durchleuchtung ergab: Das am Vortage per os eingenommene Wismut hatte Magen und Dünndarm verlassen und war bereits ins Kolon eingetreten. Dieses letztere bot einen ganz merkwürdigen Anblick. Coecum und Ascendens bildeten einen mächtig dilatierten über mannsarmdicken Sack (Abb. 86), der tief ins kleine Becken hinabhing. Der

Inhalt dieses Sackes war nicht fest, sondern flüssig, was unschwer an
dem horizontalen Niveau der Stuhlschattengrenze erkannt werden
konnte, die beim Schütteln des Kranken in Undulation geriet (Abb. 86 u).
Über diesem Flüssigkeitsspiegel war eine hochgradige Gasblähung der
Flexura hepatica zu erkennen, die eine gleichfalls mannsarmbreite
Helligkeit formierend, von haustralen Linien durchzogen wurde. Die
Gasauftreibung setzte sich auf das Querkolon fort, das nur in der
Mitte eine faustgroße, ampullenförmige Ansammlung flüssigen Wismut-

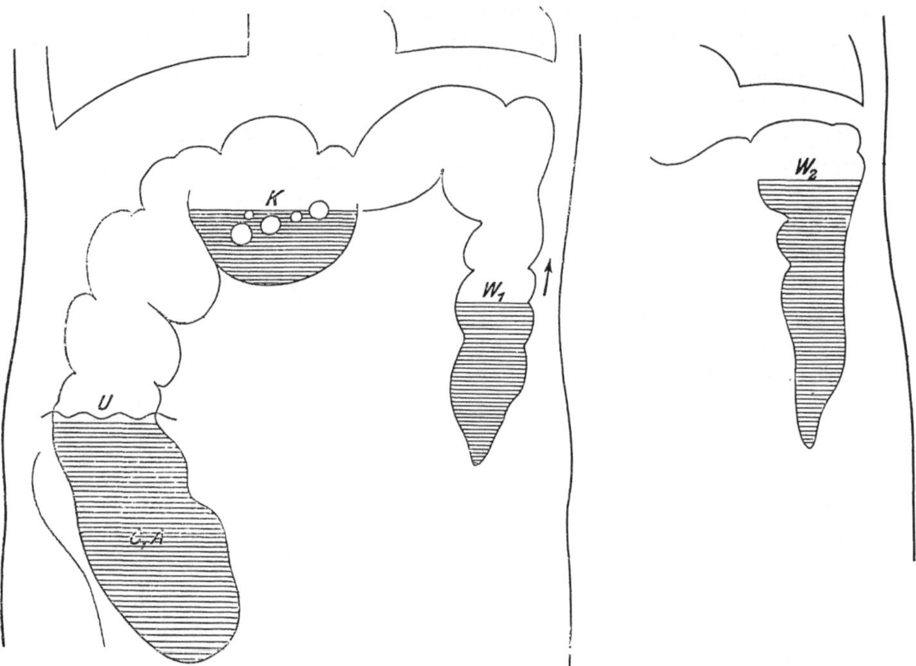

Abb. 86. Fall XXVII. Stenosierendes Karzinom am Kolon descendens, mit Dilatation des Dickdarms, C,A = Erweitertes Coecum-Ascendens, U = Undulierendes
Stuhlniveau, K = aufsteigende Gasblasen beim „Darmkollern“, W_1 und W_2 =
wechselnder Stand des Stuhlniveaus im Kolon descendens, infolge „Dickdarmsteifung“; „Wiegebewegung“.

stuhls beherbergte. Auch die Flexura lienalis war intensiv gebläht.
Im Colon descendens dagegen stand wiederum verflüssigter Stuhl nach
oben zu horizontal abschneidend, nach unten in der Höhe des linken
Darmbeintellers birnförmig begrenzt. Tiefer unten war ein Wismut-
schatten auch nach weiteren sechs Stunden nicht sichtbar.
     Schon aus den bisher geschilderten eigentümlichen Veränderungen
mußte es klar werden, daß eine Stenose des Kolons und zwar in dessen
absteigendem Anteile vorlag. Zunächst konstatierten wir eine mächtige

Dilatation des Coecums, Ascendens und Transversum und, was noch wichtiger ist, große Ansammlungen von flüssigem Stuhl mit Niveaubildung und einer breiten Gaskuppel darüber. Das ist ein vollkommen abnormer Dickdarmbefund. Ein nicht stenosiertes Kolon kann niemals derartige Flüssigkeitsmengen beherbergen. Kommt es z. B. bei Katarrh oder nach Gebrauch von Abführmitteln zur Verflüssigung des Dickdarmkontentums, so wird dieses auch alsbald nach außen entleert. Stabile flüssigkeitsgaserfüllte Hohlräume finden sich nur bei Stauung des Dickdarminhalts, also bei Stenose. Das stundenlange Verharren des distalen Endes der Schattenmasse an derselben Stelle, die zugespitzte Form desselben wiesen darauf hin, daß der stenosierende Prozeß im Colon descendens zu suchen war.

Dieser Fall bot überdies Gelegenheit, interessante Beobachtungen der Stenosen-Peristaltik des Dickdarms zu machen. Während der Durchleuchtung sah man plötzlich, wie das Flüssigkeitsniveau im Colon descendens mehrmals hintereinander auf- und abstieg, mit einem Worte Wiegebewegungen (vgl. Kap. V, S. 90) vollführte, wobei gleichzeitig Steifung zu fühlen war (Abb. 86 w_1, w_2). Dickdarmsteifung ist also ganz genau dieselbe Art von Peristaltik, die wir bei Reizeinläufen und verhindertem Abfluß auch am normalen Kolon provozieren können.

Bei demselben Fall konnten wir aber ferner auch mit eigenen Augen das Substrat dessen sehen, was die Klinik als Borborgymi oder Darmkollern bezeichnet, ein Vorgang, über den mancherlei Hypothesen gemacht worden sind. Während wir plötzlich das dumpfe Kollern, das ja auf Distanz hörbar ist, im Abdomen der Kranken vernahmen, sahen wir, wie in der dem Querkolon angehörigen, mit verflüssigtem Stuhl gefüllten ampullenförmig dilatierten Partie eine große Menge Gasblasen aufstiegen, die von der geblähten Flexura hepatica her durch Kontraktion derselben in den verflüssigten Stuhl hineingepreßt wurden. Dieses Aufsteigen der Gasblasen in der Flüssigkeit, ihr Zerplatzen in dem geblähten Hohlraume erzeugte das erwähnte kollernde Geräusch (Abb. 86 k).

Nach all dem bisher Gesagten konnte weder an der Diagnose noch an der Lokalisation der Stenose irgend ein Zweifel bestehen.

Die Operation ergab denn auch in der Tat an der bezeichneten Stelle ein hochgradig strikturierendes Karzinom des Colon descendens, von skirrhösem Charakter. (Totale Okklusion bewirkt für gewöhnlich nur die harte, nicht ulzerierende skirrhöse Form des Karzinoms, während die weicheren Zylinderzellenkrebse meist geschwürig zerfallen und dadurch einen Weg für die Stuhlmassen frei machen.)

Für die röntgenologische Diagnose dieses mit Dilatation des Kolons, Verflüssigung und Retention des Stuhles und Stenosenperistaltik einhergehenden Tumors erwies sich also der Weg per os, die Darreichung der Wismutmahlzeit als vollkommen ausreichend.

Aber sogar ganz ohne Kontrastmittel kann man unter Umständen zum Ziele kommen.

Fall XXVIII. Ein 70jähriger kachektischer Greis wird wegen schmerzhafter Auftreibung des Bauches, Erbrechen und kompletter Stuhlverhaltung eingeliefert. Die klinische Untersuchung ergibt enormen Meteorismus, Andeutung von Darmsteifungen. Um den Sitz der supponierten Darmstenose zu eruieren, wird die Röntgendurchleuchtung angeordnet. Patient nimmt die Riedermahlzeit mit großer Mühe. Solaminis causa wird er jetzt sofort durchleuchtet, obzwar natürlich

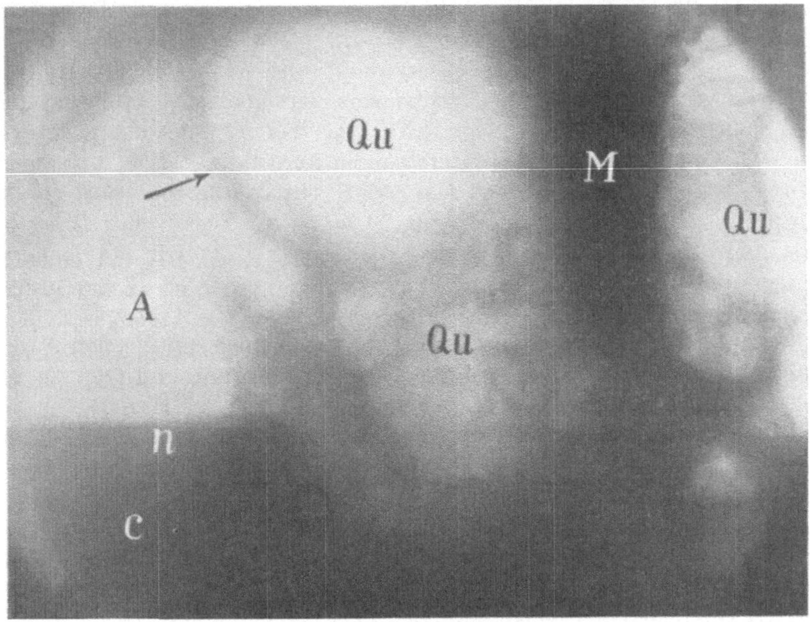

Abb. 87, Fall XXVIII. Karzinom mit Dilatation des Dickdarms. C = Coecum, n = Stuhlniveau, A = geblähtes Ascendens, Qu = geblähtes Transversum, M = komprimierter, mit Kontrastspeise gefüllter Magen.

das Kontrastingestum noch gar nicht in den Darm übergetreten sein kann.

Wir brauchen aber nicht so lange zu warten, denn auf den ersten Blick sehen wir, daß eine enorme Dilatation des Kolons vorliegt (Abb. 87). Coecum und Ascendens sind in einen breiten Sack verwandelt, dessen obere Hälfte gashaltig ist, dessen untere Hälfte aber Flüssigkeit beherbergt. Diese Flüssigkeit hebt sich mit horizontalem Niveau scharf von der Gashelligkeit ab und wirft beim Schütteln Wellen.

Wir finden also in diesem Falle ganz analoge Verhältnisse wie in Fall XXVII. Nur insofern besteht ein Unterschied, daß uns die Erkennung der Retention verflüssigter Stuhlmassen auch ohne Wismutzusatz gelang. Auch hatte die Gasblähung des Kolons noch gigantischere Dimensionen angenommen als in Fall XXVII. Man betrachte sich nun Abb. 87 genauer. An der Flexura hepatica sieht man eine kindskopfgroße, ballonförmige Gasmasse durch ein Septum (Pfeil) vom Aszendens getrennt. Die Blähung setzt sich auf das Querkolon fort, dessen rechter und linker Anteil wie zwei Luftpolster den wismutgefüllten Magen (M) in die Mitte nehmen und ihn zu einem absurd gestalteten Gebilde zusammenpressen. Derartige Bilder machen das Erbrechen und die Unmöglichkeit größerer Nahrungsaufnahme bei Darmmeteorismus schon aus rein mechanischen Gründen erklärlich. Ich verweise hier übrigens auf das im Kapitel II Gesagte. Solche aufgetriebene Dickdarmpartien können nicht nur den Magen komprimieren, sondern auch die Leber von der seitlichen Bauchwand abdrängen und dadurch Ursache des „Chilaiditischen" Befundes werden. (Vergl. l. c.)

Kehren wir zu unserem Kranken zurück, so war es schon nach dem Ergebnis dieser einmaligen Durchleuchtung klar, daß die stenosierende Bildung nicht dem Dünndarm, sondern dem Dickdarm, und zwar, da auch das Colon descendens Gasblähung und flüssigen Inhalt zeigte, den unteren Partien des Kolons angehörte.

Die nach einer Woche erfolgte Autopsie (Patient lehnte eine Operation ab) ergab in der Tat einen strikturierenden Skirrhus am Übergang des Sigmas ins Rektum.

Erblickt man im Röntgenbild also Dilatation des Kolons mit dauernder Verflüssigung seines Inhaltes, so ist der Schluß auf Stenose mit Sicherheit erlaubt. Erweiterung finden wir ja auch beim angeborenen Megakolon, der charakteristische Gasflüssigkeitsgehalt der Stenosendilatation fehlt aber dabei. Es muß hier bemerkt werden, daß die Erkennung der Liquefizierung des Koloninhaltes nur im Stehen möglich ist. Bei vertikaler Haltung läßt sich die Niveaulinie, da sie von den Strahlen tangenial getroffen wird, deutlich darstellen. Am liegenden Patienten gelingt das nicht, weil sich die Flüssigkeit horizontal stellt und ihre Grenze gegen das Gas sich nicht als Linie, sondern als Fläche projiziert.

Nun kann es aber vorkommen, daß bei schwerem Ileus ein Kranker sich nicht aufrecht zu erhalten vermag und man gezwungen ist, im Liegen auf dem Trochoskop zu durchleuchten. Dann kann man bisweilen sogar aus einer permanenten und wirklich hochgradigen Kolonblähung allein die richtige Diagnose stellen.

Fall XXIX. Ein 50jähriger Mann, der seit längerer Zeit über Verstopfung klagte, wird in bettlägerigem Zustande auf die Klinik gebracht. Das Abdomen ist nur mäßig aufgetrieben. Die Ärzte der Station glauben an Simulation und wegen des Tympanismus an Luftschlucken, Aufblähung des Magens. Patient will sich nicht aufrichten, verweigert die Wismutmahlzeit. Bei der Durchleuchtung im Liegen sieht man sofort, daß eine mächtige Blähung fast des gesamten K o l o n s und Dilatation der einzelnen Schlingen auf das Mehrfache ihrer normalen Breite vorlag (Abb. 88). Da auch am nächsten Tage derselbe Befund vorhanden war, wurde röntgenologisch die Diagnose auf Dickdarmstenose gestellt, die von den behandelnden Ärzten wegen mangelnder Darmsteifung noch immer bezweifelt wurde. Ein Wismuteinlauf gelangte nur bis ins Rektum und konnte wegen der enormen Gasblähung nicht weiter fortgesetzt werden.

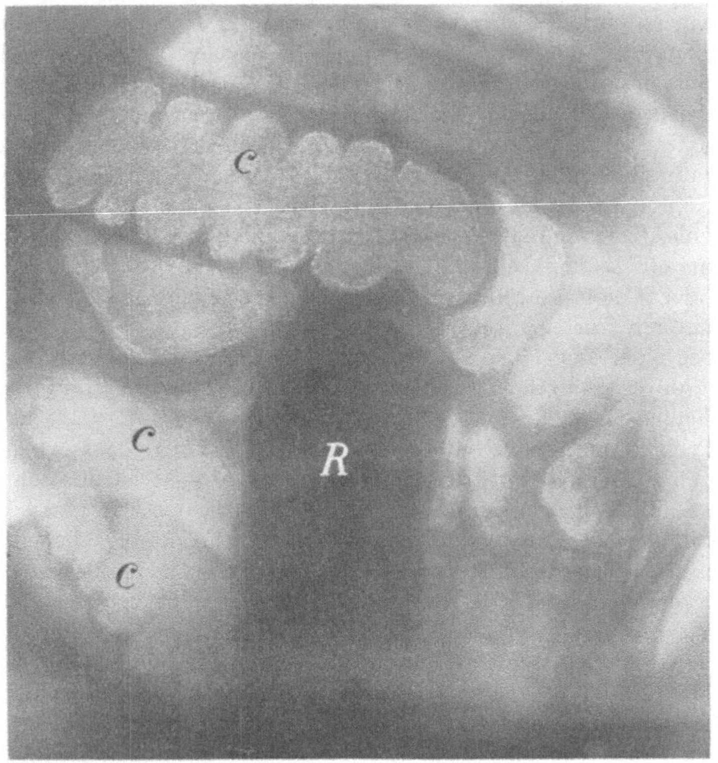

Abb. 88 (zum Teil retuschiert). Fall XXIX. Dickdarmmeteorismus mit Ileus. CCC = geblähtes Kolon, R = per Einlauf gefülltes Rectum.

Die Operation ergab ein strikturierendes, skirrhöses Karzinom im Colon descendens. Die oberhalb der Stenose gelegenen Darmpartien waren von Gas enorm überdehnt. Bei der Manipulation riß die Darmwand an mehreren Stellen ein. Exitus an Peritonitis.

Die röntgenologische Feststellung des h o c h g r a d i g e n und k o n s t a n t e n D i c k d a r m m e t e o r i s m u s hatte also in diesem Falle allein die richtige Diagnose ermöglicht und wir können daraus ersehen, welche Wichtigkeit diesem so leicht erkennbaren Gasbefunde zukommt. Es

fragt sich nur noch, ob wir die Dickdarmblähung von dem Dünndarmmeteorismus, der nach Stierlin wiederum für den Dünndarmileus
charakteristisch ist, unterscheiden können. Ich will zugeben, daß diese
Unterscheidung bisweilen schwer sein kann. Für gewöhnlich aber
sehen die gasgeblähten Dickdarmpartien doch anders aus, als meteo-

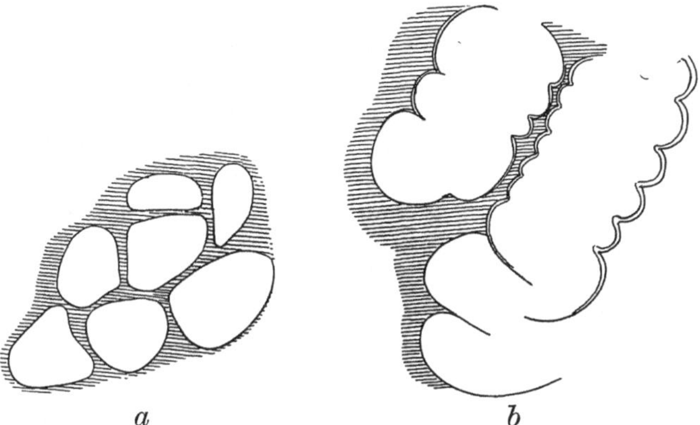

Abb. 89. a = Schema des Dünndarmmeteorismus; b = Schema des Dickdarmmeteorismus.

ristischer Dünndarm. Im Dickdarm formieren sich breite, röhren-
artige Gebilde mit zackenrandigen, haustralen Ausbuchtungen. Im
Dünndarm sind es mehr rundliche Gasballen, die sich nebeneinander
legen und gegenseitig rhombisch abplatten. Besser als durch Worte
wird dies durch nebenstehende Skizze verdeutlicht werden (Abb. 89).

B. Karzinome ohne Stagnation des Dickdarminhalts.

Während wir in der Gruppe A Dickdarmkarzinome besprochen haben,
die zu schwerer Okklusion, Kot- und Gassperre, kurz zum Ileus führen,
gibt es andererseits eine große Reihe Kranker, bei denen sich ein Kolonkrebs entwickelt, ohne daß jemals eine stärkere Koprostase zu finden
wäre, als sie auch bei einer gewöhnlichen Obstipation anzutreffen ist.
Die Stühle erfolgen unter Anstrengung eventuell in bandartiger, klein-
kalibriger Form (was auch bei Obstipation vorkommt), aber zur Auftreibung des Leibes, zur Gasdehnung und Flüssigkeitsentwickelung im
Kolon kommt es nicht. Sehr oft fehlen sogar die obstipationsähnlichen Erscheinungen und es etablieren sich im Gegenteil diarrhöische Zustände,
häufige weiche, mit Tenesmus einhergehende Entleerungen (Spritzer),
die durch den oberhalb der inkompletten Stenose auftretenden Katarrh
zu erklären sind. Da das Allgemeinbefinden solcher Patienten mangels
einer Kotstauung anfangs wenig leidet und der Appetit gut ist, so kommen
diese meist erst dann in ärztliche Behandlung, wenn die abnormen

Beimengungen der Dejekta (Blut, Schleim oder Eiter) die betreffende
Person besorgt machen. Die sichere Diagnose ist dann bei ganz tief-
sitzenden Tumoren durch die Digitalexploration, bei höher sitzenden
durch das Rektoskop zu stellen. Diesen zwei Behelfen ist aber eine verhältnismäßig frühe Grenze gesetzt. Es ist irrig, sich vorzustellen, man
könne mit dem Rektoskop weit ins Sigmoideum oder gar ins Descendens
gelangen. Die Länge des eingeschobenen Rohrstückes ist da nicht
beweisend. Wir werden ja bei einzelnen zu besprechenden Fällen Gelegenheit haben, uns mit dieser prinzipiell wichtigen Frage eingehend
zu befassen.

Fehlt überdies noch ein Palpationsbefund oder ist bei Vorhandensein
eines solchen seine sichere Organbeziehung schwer, dann ist die Indi-
kation zur Röntgenuntersuchung gegeben. Was diese betrifft, so ist es
klar, daß bei der in Rede stehenden Gruppe von Fällen uns das Verfahren per os keine Resultate ergeben kann. Mit der Kontrastmahlzeit
erhaltem wir entweder die Bilder der dyskinetischen Obstipation oder
die der Diarrhoe, d. h. rapides Leerwerden des Dickdarms ohne nähere
morphologische oder lokalisatorische Anhaltspunkte.

Die mit geringer oder mangelnder Kotstauung verlaufenden Dickdarmkarzinome sind es darum, wo das Haenischsche Einlaufverfahren
— oder die Irrigoskopia directa — die schönsten Erfolge zeitigt. Welche
Regeln wir in technischer Beziehung zu berücksichtigen haben, auf welche
objektiven Symptome der Schattenformen, auf welche subjektiven
von seiten des Patienten bei diesen irrigoskopischen Durchleuchtungen
unser Augenmerk gelenkt werden muß, all das werden wir bei der Schilderung spezieller Fälle kennen lernen, zu denen wir nun sogleich übergehen.

Fall XXX. Anamnese. 41jähriger Mann klagt seit zwei Jahren
über Beschwerden im Abdomen, und zwar über Schmerzen, die sich
im linken Epigastrium und um den Nabel herum lokalisieren. Gefühl
von Völle des Bauches. Stuhl immer weich, nie Verstopfung. Seit
einigen Tagen Tenesmus, aber Absetzung nur kleiner Mengen dünnen
Stuhls.

1890 Operation wegen Hämorrhoiden. Vor sechs Wochen soll der
Stuhl einmal blutig gewesen sein.

Status: Gut ernährter, nicht kachektischer Mann. Abdomen
leicht aufgetrieben.

Digital: Nichts palpabel.

Rektoskop: In der Höhe von 18 cm ein ringförmiges, zerklüftetes
Neoplasma sichtbar.

Röntgenuntersuchung: Der Kontrasteinlauf gelangt zunächst
ins Rektum, das mäßig birnförmig gedehnt wird, schießt dann durch
eine 4 cm lange Einengung (Kanal von Bleistiftdicke) anstandslos ins
Sigmoideum, Deszendens, Transversum und Ascendens. An der als
„Einengung" charakterisierten Stelle des oberen Rektumendes läßt
sich durch keinerlei palpatorische Manöver eine ausreichende Füllung

erzielen. Man sieht, wie nur der Zerfallskrater des raumbeengenden Gebildes, das von rechts stärker vorspringt als von links, vom Einlauf durchzogen werden kann (Abb. 90).

Operationsbefund (Klinik v. Eiselsberg):

Das Coecum und Kolon gebläht. An der Flexura sigmoidea ein zirkulärer, fünfkronenstückgroßer, obturierender, nach allen Seiten beweglicher, derber Tumor, der aber nur 3—5 cm über dem Douglas liegt. Daher kann er nicht vorgelagert werden. Die Flexur ist gebläht und sehr lang, ohne Verwachsungen. Es wird wegen der späteren Radikaloperation der Übergang des Colon descendens in die Flexur, zur lateralen Kolostomie eingenäht.

Fall XXXI. Anamnese: 59 jähriger Mann klagt seit einem Jahre über Bauchschmerzen vager Natur, Appetitlosigkeit, Abmagerung. In der letzten Zeit hat er diarrhöische, schleim- und bluthaltige, unter Schmerzen im Mastdarm erfolgende Entleerungen.

Status: Schlecht genährter Mann. Kein Meteorismus, im Abdomen nichts Abnormes palpabel.

Digital: Nichts palpabel.

Rektoskop: Bei 13 cm stark exulzerierter mit gallertigen Massen bedeckter, blutender Tumor.

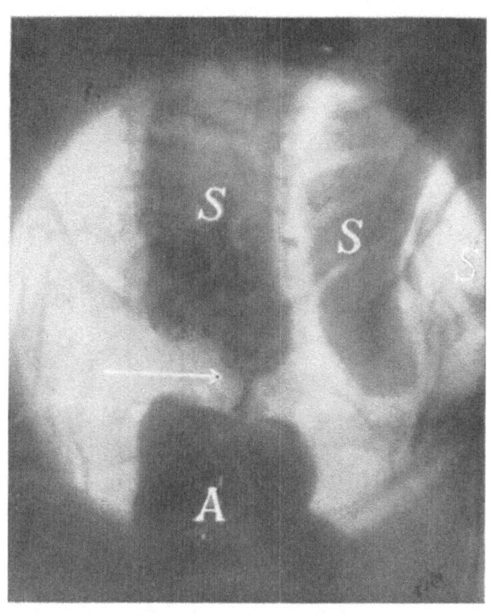

Abb. 90. Fall XXX. Irrigoskopisches Bild eines ringförmigen zerfallenden Karzinoms am Genu recto-romanum, mit Kraterausfüllung (Pfeil). A = Ampulle, S = Sigma.

Röntgenuntersuchung: Die Einlaufsmasse füllt eine dehnsame Ampulle in normaler Weise. Am oberen Ende des Rectums aber verengt sich das Lumen plötzlich durch zwei wallartige mit konvexen Rändern vorspringende Schattenaussparungen bis auf Zeigefingerbreite (Abb. 91). Der zylindrische, schmale Kanal ist zirka 10 cm lang und spitzt sich an seinem oberen Ende immer mehr zu. Nur ganz spärliche Mengen von Kontrastsuspension fließen ins geblähte Sigmoideum, wo sie sich in den Haustren ablagern. Da heftiger Stuhldrang auftritt, wird der Einlauf abgebrochen.

Eine Wiederholung gibt dasselbe Resultat.

Epikrise von Fall XXX u. XXI. In beiden Fällen handelte es sich um stark zerfallende Tumoren am oberen Ende des Rectums, die digital nicht erreichbar, wohl aber durch das Rektoskop nachzuweisen waren. Wir benützten diese zwei Fälle, um das röntgenologische Korrelat derartiger mit Kraterbildung einhergehender Neoplasmen kennen zu lernen. Die Irrigoskopie ergab ein charakteristisches Bild, das nicht nur über den Sitz, sondern auch über die Längenausdehnung des Neugebildes orientierte und die Form des Geschwulstkanals zur Anschauung brachte. In beiden Fällen bestand für die Passage per os kein Hindernis (Diarrhöen). Der Einlauf fand in Fall XXX gleichfalls kein Hindernis,

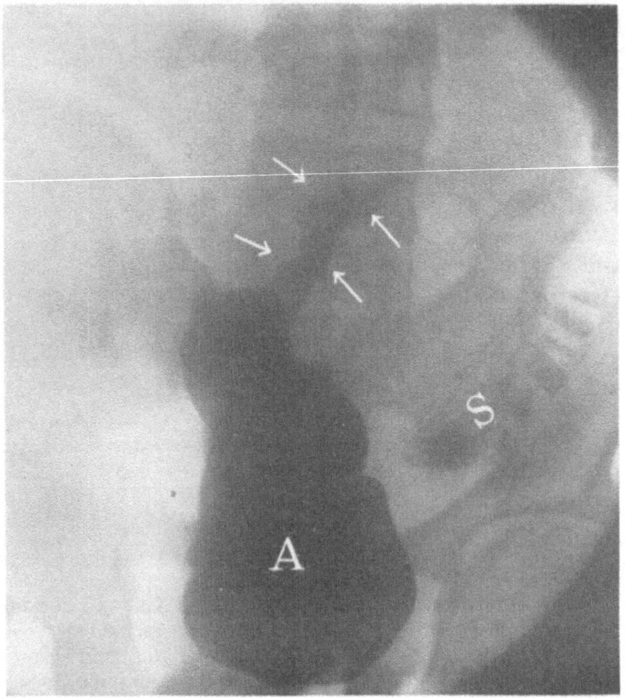

Abb. 91. Fall XXXI. Irrigoskopisches Bild eines großen Karzinomkraters am oberen Rektalende (Pfeile). A = Ampulle, S = Spuren der Irrigationsmasse im Sigma.

in Fall XXI ein mäßiges Hindernis, demzufolge nur sehr spärliche Quantitäten ins Sigmoideum zu bringen waren. Abb. 92 zeigt gleichfalls einen Fall XXXII von Geschwulstkraterbildung mit fingerförmiger Kontrasteinlaufsfüllung. Hier war die Stenose in retrograder Richtung vollkommen. Selbst Spuren der Irrigationsflüssigkeit waren jenseits des Kraters nicht nachzuweisen.

Nun zu einer anderen Art von Fällen.

Fall XXXIII. Anamnese: 23jähriger Mann klagt seit einigen Monaten über krampfartige Bauchschmerzen mit Diarrhöen.

Status: Auffallende Blässe. In der linken Unterbauchgegend wird von dem behandelnden Arzte eine Resistenz getastet,
die als Tumor angesprochen wird.

Digital: Nichts palpabel.

Rektoskop: Nichts zu eruieren.

Röntgenuntersuchung: Per os glatte Passage, siehe Abb. 93.
Der Einlauf gelangt ins Rectum, das sich allmählich immer mehr und mehr
ausdehnt und einen birnförmigen Fortsatz nach rechts oben entsendet.
Über diesen Punkt ist die eingegossene Flüssigkeit absolut nicht hinüber-
zubringen (Abb. 94). Selbst als die Ampulle schon Kindskopfgröße

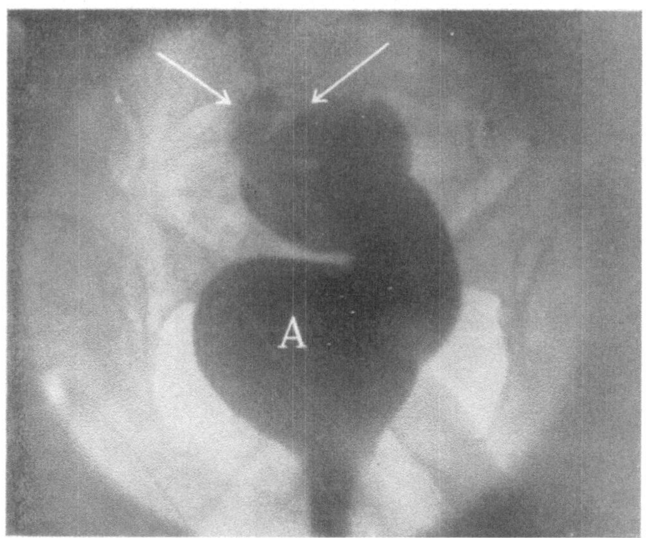

Abb. 92. Fall XXXII. Irrigoskopisches Bild eines Karzinomkraters mit retrograder, absoluter Stenose.

erreicht hat (und der Patient starke Schmerzen äußert), ist noch immer
nichts über die bezeichnete Stelle hinausgeflossen. Es wird daher ein
stenosierender Prozeß nicht im oberen Sigma, sondern am Übergang
des Rectums ins Sigma angenommen. Die Wiederholung des Einlaufs
ergibt dasselbe Resultat.

Operationsbefund (Klinik v. Eiselsberg).

Mit Rücksicht auf den angeblichen Palpationsbefund wurde zunächst
in der linken Unterbauchgegend das Kolon inspiziert. Dort fanden
sich normale Verhältnisse.

„Am Übergang der Flexura sigmoidea in das Rectum aber zeigte
sich ein über kindsfaustgroßer Tumor von mäßig derber Konsistenz,
welcher dem Darmrohr angehört und an seiner medialen Fläche mit

9*

zwei Dünndarmschlingen (unteres Ileum) verwachsen erscheint. Da der Tumor gegen die hintere und linke Beckenwand wenig beweglich ist, wird bloß eine axiale Kolostomie angelegt.“

Fall XXXIV. Anamnese: Zirka 50jähriger Mann, der seit elf Monaten über Bauchschmerzen, schlechtes Aussehen, Diarrhöen, Abgang schleimigen und leicht blutig tingierten Stuhles klagt, wird aus dem Rudolfiner-Hause von Herrn Privatdozent Foges zur Röntgenuntersuchung angewiesen. Niemals Verstopfung.

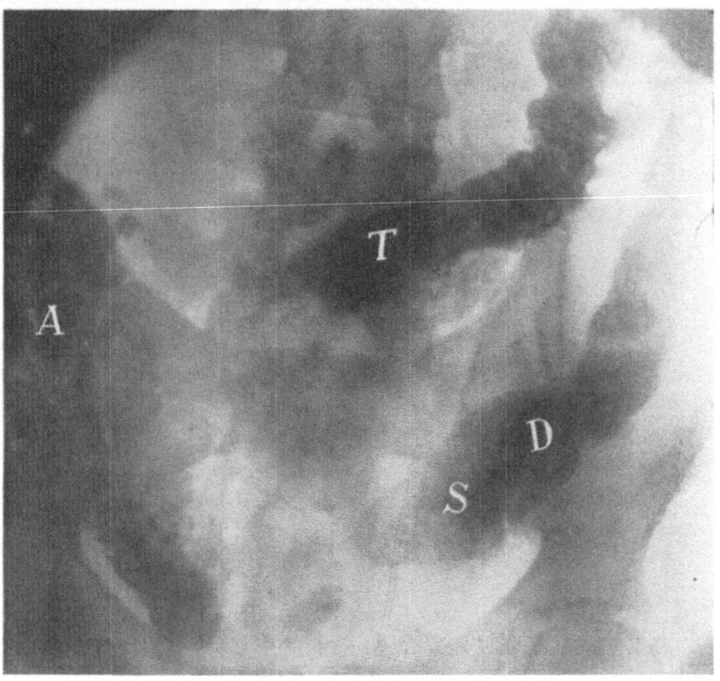

Abb. 93. Fall XXXIII. Per os. Nichts charakteristisches, verwaschene, diarrhoische Massen. A = Ascendens, T = Transversum, D = Descendens, S = Sigma.

Status: Gut genährter Mann. Abdominalbefund bietet nichts Abnormes.

Digital: Nichts eruierbar.

Rektoskop: Bei 25 cm ein Polyp zu sehen, der abgetragen wurde; dahinter eine Schleimhautfalte, die nicht überwunden werden konnte. Der Zuweisende äußerte aber den Verdacht, daß sich dahinter ein Neoplasma verberge.

Röntgenuntersuchung: Die Irrigoskopie spielte sich folgendermaßen ab. Die schattengebende Flüssigkeit fließt mit großer Schnelligkeit in den Beginn des Sigmoideums; hier erfährt der Einlauf jedoch ein

Hindernis, während sich die distal davon gelegenen Partien immer mehr und mehr ausdehnen (die Ampulle bis auf Kindskopfgröße). Zugleich tritt ein intensiver Schmerz an der Stelle des Hindernisses auf und der Patient äußert alsbald unüberwindlichen Stuhldrang. Demselben wird nachgegeben. Bei der Wiederholung genau dieselben Verhältnisse (Abb. 95).

Der Röntgenbefund lautete somit auf ein absolutes anatomisches Hindernis im Beginne der Flexur. Die im Rudolfinerhaus vorgenommene Operation ergab ein inoperables Karzinom an dieser Stelle.

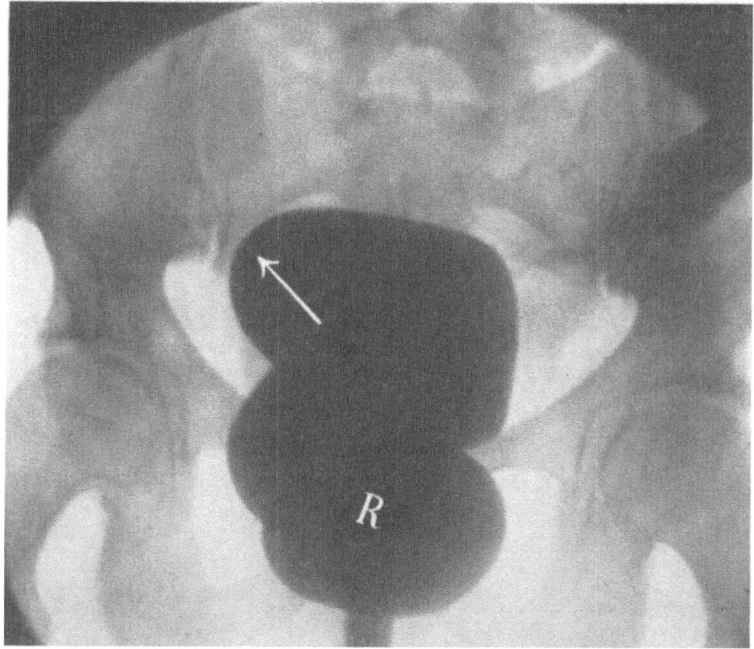

Abb. 94. Fall XXXIII. Per Klysma. Absolute Stenose. R = Rectum, Pfeil = unüberwindliches Einlaufshindernis.

Fall XXXV. Anamnese: 50jähriger Mann, der seit einem Jahre leidend ist. Es treten Diarrhöen auf, 3—4mal täglich, hie und da etwas blutig tingiert, was auf „Hämorrhoiden" bezogen wurde, die ärztlicherseits konstatiert worden waren. Anfangs Gewichtsabnahme. Dann wieder Zunahme um 5 Kilogramm. In den letzten zwei Monaten wiederum Abnahme. Unbehagen im Bauche und öfters Verstopfung.

Status: Kräftiger Mann. Abdominalbefund ohne Besonderheiten.

Digital: Nichts erreichbar.

Rektoskop: Das Rohr wird bis auf 30 cm eingeschoben, ohne auf irgend etwas Pathologisches zu stoßen.

Röntgenuntersuchung: Der Einlauf gelangt rasch in die Ampulle, die sich stark dehnt, biegt dann nach links hinüber in den Anfangsteil des Sigmas, das sich ebenfalls rasch erweitert, birnförmig anschwillt. Das Füllungsende rundet sich elliptisch ab, trotz aller Mühe ist nun kein weiteres Vordringen der Flüssigkeit zu erzielen (Abb. 96). Es tritt Schmerz und heftiger Defäkationsdrang ein. Am nächsten Tage zeigt die Wiederholung der Röntgenuntersuchung dieselben Verhältnisse. Die Distanz vom Anus bis zum Orte des unüberwindlichen Hindernisses beträgt am Röntgenbilde 18 cm.

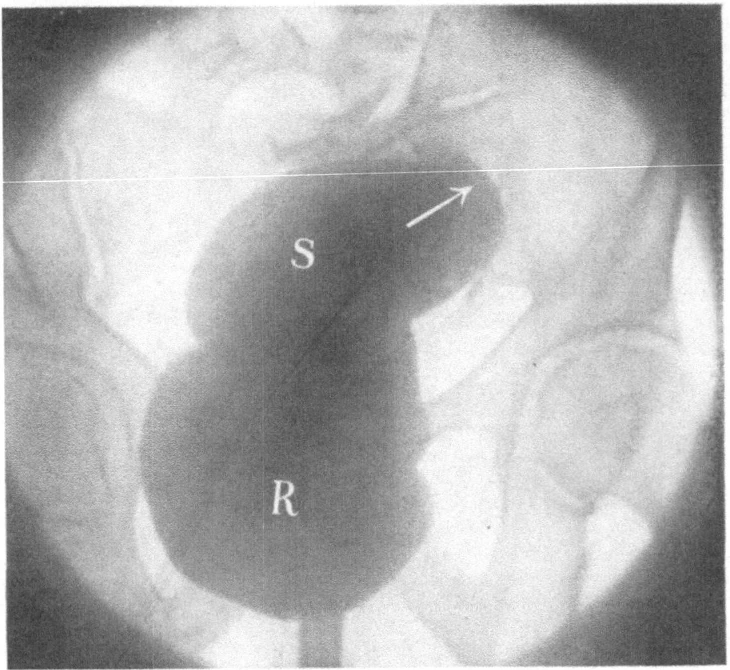

Abb. 95. Fall XXXIV. Unüberwindliches Einlaufshindernis (Pfeil). S = Sigma, R = Rectum.

Analysieren wir das Ergebnis der röntgenologischen Untersuchung bei diesen drei Fällen und vergleichen es zunächst mit den rektoskopischen Befunden, so wäre zu sagen:

In allen drei Fällen handelte es sich um Karzinome des rektalen Schenkels der Flexura sigmoidea, bei denen die (von einem hervorragenden Fachmanne) vorgenommene Proktoskopie den Tumor nicht erreichte. In Fall XXXIV (Österreicher) äußerte der Untersucher wohl den Verdacht, daß sich hinter einer „unüberwindbaren Schleimhautfalte" ein Tumor verberge. In den anderen Fällen aber fehlte selbst dieses Zeichen. Lehrreich ist insbesondere Fall XXXIV, wo das Rohr 30 cm weit eingeschoben werden konnte, ohne auf den Tumor zu gelangen, während wir schon bei 18 cm irrigoskopisch das Passagehindernis auffanden. Dies läßt sich nicht anders erklären als durch die Tatsache, daß der Darm bei der Einführung des Spekulums eben gedehnt wurde. Derartige Vorkommnisse — ich machte noch mehrere ähnliche Beobachtungen — zeigen, daß man aus einer großen Länge des eingebrachten Rektoskopstückes durchaus nicht auch immer darauf schließen darf, man sei sehr hoch ins Kolon eingedrungen. Das Proktoskop kann meiner auf Grund von Röntgenbefunden gewonnenen Überzeugung nach, überhaupt höchstens bis in den rektalen Schenkel der Flexur

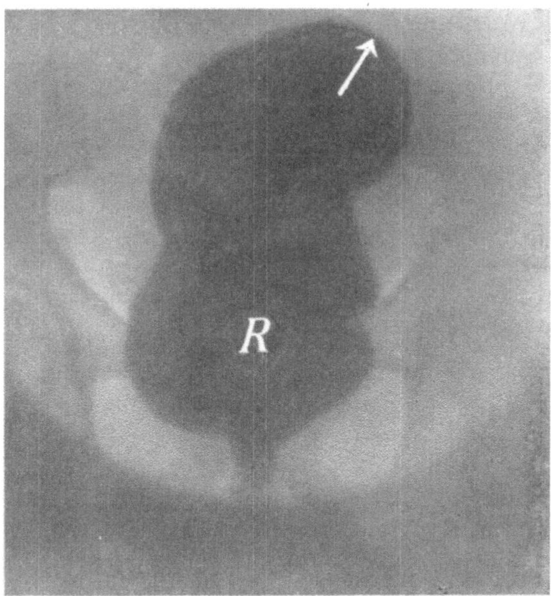

Abb. 96. Fall XXXV. Unüberwindliches Einlaufshindernis (Pfeil). R = Rectum.

geführt werden und dies auch nur dann, wenn dieser in ungefährer Fortsetzung des Rectums liegt. Daß — wie behauptet wird — auch der dem Descendens zugehörige Flexuranteil oder gar das Descendens auf das gerade Metallrohr sich auffädle, glaube ich nicht. An dieser Meinung kann auch der Umstand nichts ändern, daß bisweilen ein Tumor rektoskopisch gesichtet wird, der dann bei der Operation hoch im Sigma, nahe dem Descendens anzutreffen ist. Es kommt nämlich öfters vor, daß sehr hochgelegene Tumoren sich nach unten zu temporär invaginieren und dann sogar dem tastenden Finger zugänglich sind. Wir werden im folgenden ein instruktives Beispiel hierfür kennen lernen.

Bei unseren augenblicklich in Rede stehenden drei Fällen war aber der betreffende Tumor gar nicht besonders hoch gelegen, sondern gehörte distaleren Anteilen des Sigmas an. Wenn dessenungeachtet die Erreichung der stenosierenden Bildungen mittels des Rektoskops sich als unmöglich erwies, so zeigt diese Tatsache eben, welch wertvolle Ergänzung die Proktoskopie durch das Röntgenverfahren selbst in diesen unteren Regionen schon erfährt.

Größere Distanz von Anus, vorgelagerte fixierte Schleimhautfalten, scharfe Knickungen des Darmrohres, all das bedeutet für die Irrigoskopie durchaus kein Hindernis. Darin ist sie der Rektoskopie zweifellos überlegen. Andererseits ist nicht zu leugnen, daß ein noch kleiner, wandständiger (polypöser), nicht obturierender Tumor von der Einlaufsmasse verdeckt und überflossen werden kann und so irrigoskopisch undarstellbar bleiben muß, während sein rektoskopischer Nachweis gelingt. Die polypösen Tumoren sind aber recht selten. Wie immer dem auch sei, Rektoskopie und Irrigoskopie sollten gleichmäßig angewendet werden, wobei man zuerst versuchen wird, mit dem Spekulum zu reussieren, bei negativem Resultate dann aber unbedingt die Irrigoskopie folgen läßt. Oder aber man entschließt sich zuerst für die schonendere Irrigoskopie.

Wie beschaffen waren nun die mittels der Irrigoskopie gewonnenen Zeichen der stenosierenden Bildung in dieser Gruppe? Sie bestanden:

1. In einem nicht überwindlichen Einlaufshindernis.
2. In einer dadurch verursachten Überfüllung der distal vom Hindernis gelegenen Rectum- und Sigmapartien mit Einlaufsmasse.
3. In einem infolge dieser zunehmenden Überdehnung auftretenden lokalisierten Schmerze und ununterdrückbarem Stuhlzwang.

ad 1. Was zunächst das „unüberwindliche Einlaufshindernis" anlangt, so hat dieses Symptom etwas Unverständliches an sich, wenn man bedenkt, daß es sich in allen diesen Fällen um Personen handelt, bei denen sowohl ihre gewöhnliche Nahrung als auch die Wismutingesten per viam naturalem an der Stelle des Tumors in festem oder diarrhöischem Zustande vorbei befördert werden. Man kann sich diese Divergenz zwischen antero- und retrograder Passierbarkeit nicht anders erklären, als durch die Vorstellung, daß durch den dauernden Andrang der Stuhlmassen von obenher schon seit den frühesten Stadien der Entwickelung des Tumors dieser letztere seinen Stenosenkanal für die natürliche Richtung der Stuhlförderung anpaßt (Trichter). Die plötzlich von untenher eindringende Irrigationsflüssigkeit findet aber keinen für diese abnorme Richtung vorbereiteten Weg vor und so etabliert sich der absolute Widerstand, dessen röntgenologisches Bild wir, weil es eben nur einseitig, retrograd auftritt, als das Symptom des Ventilverschlusses bezeichnen wollen.

ad 2. Bezüglich der Flüssigkeitsstauung, die sich distal vom Verschluß beim Einlauf einstellt, ist zu bemerken, daß die dadurch bewirkte akute Dilatation der unterhalb des Tumors gelegenen Rectum- und Sigmoidealpartie gewöhnlich bis auf das Doppelte und Dreifache der normalen Breite des Lumens steigen kann.

ad 3. Bei zunehmender Überdehnung entwickeln sich nun allmählich schmerzhafte Sensationen, insbesondere an der Stelle der Stenose. Wird dieser Dehnungsschmerz vom Kranken als heftig bezeichnet, dann soll man die Irrigation nicht weiter forcieren. Auch durch bloßen Irrigationsdruck könnte bei einem zerfallenden Tumor einmal eine Perforation

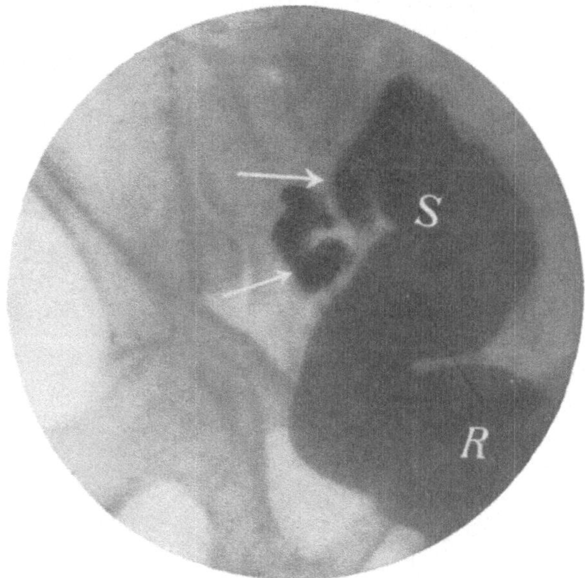

Abb. 97. Fall XXXVI. Einlaufshindernis bei Karzinom (Pfeile) bei Linksdrehung des Patienten. S = Sigma, R = Rectum.

entstehen. Darum entferne man, sobald der Schmerz heftig geworden ist, den Schlauch und lasse die Entleerung vornehmen, nach der es den Patienten in intensivem Grade drängt. Haenisch geht so vor, daß er bei eingeführt belassenem Schlauch und geöffnetem Hahn, den Irrigator senkt und den Patienten pressen läßt. Er hebert auf diese Weise die Flüssigkeit aus dem überdehnten Darm wieder in das Irrigatorgefäß zurück.

Um die Konstanz des irrigoskopisch ermittelten Befundes zu erheben — ein Faktor, dem ich mit Haenisch für die Diagnose die größte Wichtigkeit beimesse — muß die ganze Untersuchung wiederholt werden. Entweder sofort oder noch besser am nächsten Tage. Wir finden in jedem unserer Fälle die Notiz: Die Wiederholung des Einlaufs ergab dasselbe Resultat.

Einige Worte noch über ein morphologisches Detail. Es wird dem Leser aufgefallen sein, daß auf den Röntgenbildern das obere Ende der eingebrachten Masse sich in regelmäßig elliptischer Linie begrenzt. Diese eigentümliche Schattenkonfiguration ist als der optische Querschnitt durch die ballonartig aufgetriebene und daher rundlich erscheinende Darmpartie aufzufassen, welche den stenosierenden Tumor von vorneher überlagert. Durch seitliche Drehungen des Patienten kann man aber bisweilen eine „Auseinander-Projektion" der einzelnen sich

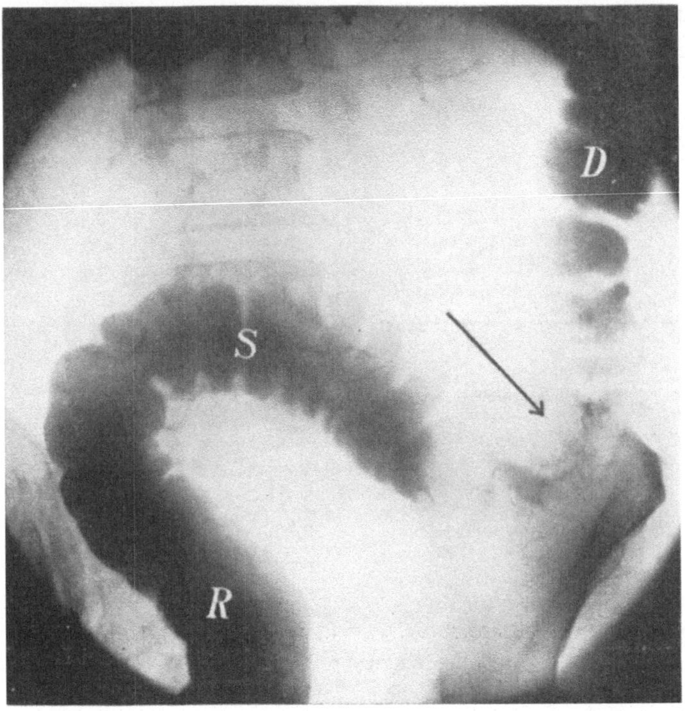

Abb. 98. Fall XXXVII. R = Rectum, S = Sigma, Pfeil = Füllungsdefekt (Tumor) am Übergang des Sigmas ins Descendens, D = Descendens.

versteckenden Schattenkonstituentien erzielen und auf diese Weise die Stenosenstelle selbst zur Ansicht bringen. So zeigte der in Abb. 97 wiedergegebene Fall XXXVI zunächst ein ganz ähnliches elliptisches Füllungsende, wie es in Abb. 94, 95 und 96 dargestellt ist. Durch Drehung des Patienten nach links entwickelte sich aber rechts neben dem elliptischen Hauptschatten ein unregelmäßig gekerbter und geringelter schmaler Schattenbürzel, der dem spärlichen Kontrasteinlaufsquantum entsprach, das in die stenosierte Partie bis zum Eintritt kompletter Okklusion noch eine kurze Strecke weit eindringen hatte können.

Wir kommen nunmehr zur Besprechung einiger den höchsten Teilen des Sigmas angehörenden Tumoren.

Fall XXXVII. Anamnese: 54jähriger Mann klagt seit drei Monaten über krampfartige Bauchschmerzen und Blähungen. Kein Stuhl ohne Gebrauch von Abführmitteln. Hier und da Abgang von rötlichem Schleim.

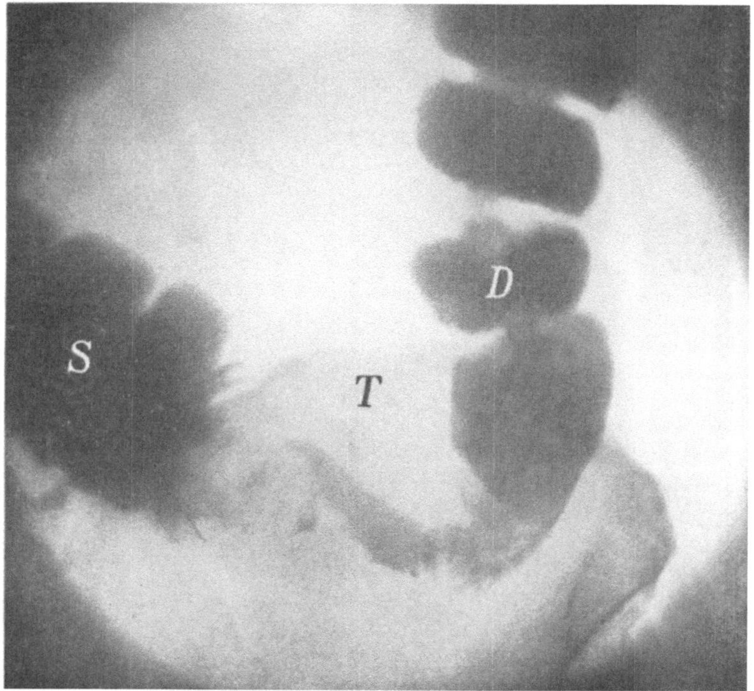

Abb. 98a. Fall XXXVII, bei einer zweiten Untersuchung, größerer Maßstab. S = Sigma, T = Füllungsdefekt, hervorgerufen durch den Tumor, D = Descendens.

Status: Gut aussehender Mann. Kein Meteorismus. In der linken Unterbauchgegend eine ziemlich harte Resistenz, druckempfindlich, tastbar.

Blut im Stuhl positiv.

Rektoskopisch nihil.

Röntgenuntersuchung: Der Kontrasteinlauf gelangt zunächst ins Rectum, das nicht besonders gedehnt wird (Abb. 98), biegt in einer Höhe von 25 cm in die Flexura sigmoidea ein, die mit großer Schlingenführung gegen den linken Darmbeinteller zieht. Hier erfährt der Einlauf in einer Ausdehnung von zirka 8 cm eine eigentümliche Störung. Es entsteht ein Füllungsdefekt, der die schattengebenden Massen bis auf einen kleinfingerdicken, unregelmäßig unterbrochenen

Kanal einengt. Jenseits dieser Partie füllen sich dann die übrigen
Kolonanteile anstandslos. Bei Palpation fällt der Füllungsdefekt mit
der Resistenz zusammen, und es gelingt dabei nicht, eine normale Füllung
trotz Druck herbeizuführen.

Operationsbefund (Hofrat Freih. v. Eiselsberg):

Dickdarmresektion wegen eines Tumors der Flexura
sigmoidea am Übergang zum Colon descendens. Lösung

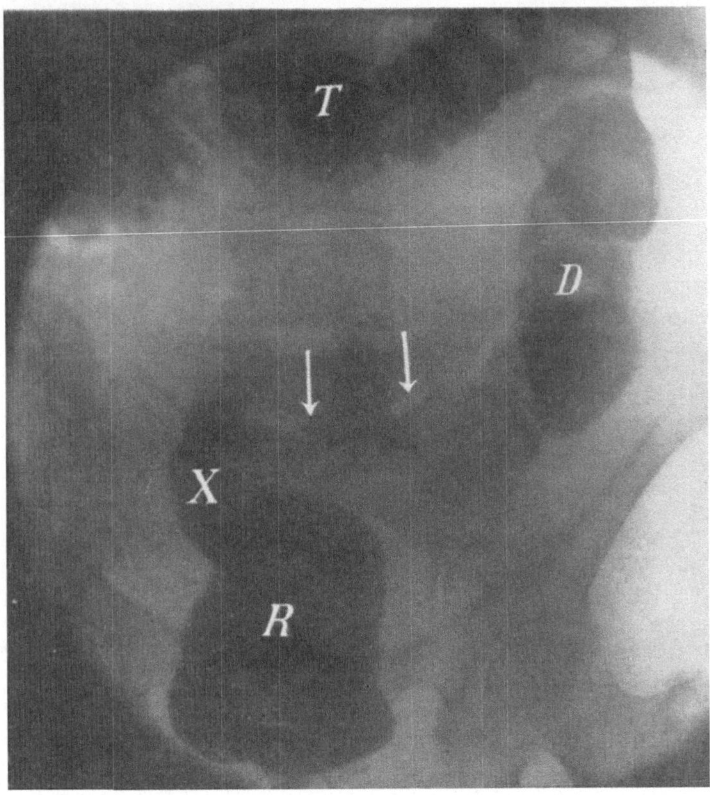

Abb. 99. Fall XXXVIII. R = Rectum, X = Genu recto-romanum, Pfeile =
langer Füllungsdefekt im Sigma (Tumor), D = Descendens, T = Transversum.

von Verwachsungen desselben mit der vorderen Bauchwand und den
benachbarten Dünndarmschlingen. Durchtrennung des Mesenteriums.
Vorlagerung des Tumors. Fixierung des Periton. pariet. an das zu-
und abführende Ende. Schluß des übrigen Peritoneums. Anlegen von
Klammern an beiden Seiten des Tumors. Durchtrennung mit Thermo-
kauter. Übernähung des Schorfes mit fortlaufender Naht. Am analen
Darmteil bleibt vorläufig die Klemme liegen. Verband.

Fall XXXVIII. Anamnese: 35jähriger Mann ist seit zirka einem halben Jahre krank und zwar besteht sein Leiden in häufigen Diarrhöen, bei denen manchmal Blut und Schleim zutage tritt.

Status: Kräftiger Mann, Abdomen ohne Palpationsbefund.

Rektoskopie: Bei 15 cm ist die Schleimhaut ödematös, weiteres Hinaufführen des Rohres unmöglich.

Röntgenuntersuchung: Erste Irrigoskopie. Die Ampulle füllt sich breit. Der Beginn des Sigmas spitzt sich zu. Das übrige Sigma bleibt in einer Ausdehnung von zirka 15 cm scheinbar leer, während oberhalb dieser schattenfreien Strecke Colon descendens und Querkolon sich breit mit Kontrastmasse anfüllen. Auf der Photographie sieht man, daß der größte Teil der Flexura nur minimale Spuren von schattengebender Substanz enthält.

Zweite Irrigoskopie 48 Stunden später. Vor dem Einlauf durchleuchtet, zeigt der Patient die ihm vor zwei Tagen eingegossenen Kontrastmassen noch größtenteils im Kolon. Transversum und Descendens sind voll von bariumhaltigem Stuhl. Im Sigma und tiefer unten keine Schatten sichtbar. Trotz vieler dünnflüssiger Entleerungen hatte der Kranke also das an der Stenose per Einlauf vorbeigebrachte Barium noch nicht ausstoßen können.

Der neuerliche Einlauf dehnte die Ampulle so beträchtlich, daß heftige Schmerzen auftraten. Diesmal konnte eine retrograde Passage über die schattenfreie Stelle hinaus nicht erzielt werden.

Operation: 10 cm langes Ca. der Flexura mit der vorderen Bauchwand und der Blase verwachsen; Resektion derselben; Resektion von 20 cm Flexur, die sehr kurz ist; zirkuläre Naht erst nach Mobilisierung des Colon descendens möglich.

Präparat: 10 cm langes Ca. der Flexur tief exulzeriert, fast ganz zirkulär.

Fall XXXIX. Anamnese: Ca. 50jähriger Mann, seit mehr als einem Jahre an eigentümlichen Schmerz-Anfällen leidend, die in der linken Unterbruchgegend auftreten — von absoluter Stuhlverhaltung begleitet sind. Nach einigen Tagen tritt eine Blutung per rectum auf, worauf bald die Schmerzen verschwinden und der Stuhl wieder normal wird.

Status: Gut aussehender Mann ohne Palpationsbefund.

Rektoskop: Ohne Befund.

Röntgenuntersuchung: Passage der Wismutingesten per os normal. Die Irrigoskopie dagegen ergibt, daß die Einlaufsmasse zwar ungehindert bis in die Mitte des Sigmoideums gelangt, dort aber auf ein Hindernis stößt. Jetzt tritt Schmerz auf und alsbald stellt sich unüberwindlicher Stuhldrang ein. Die Wiederholung ergibt dasselbe Resultat. Abb. 100 wird in situ aufgenommen. Man sieht die mächtige Dilatation der einlaufgefüllten Darmpartie. Am Ende derselben ist eine

flache Eindellung, im Colon descendens. (Im Querkolon vielfache kleine
Skybala von der Wismutmahlzeit des Tages vorher sichtbar.)

Auf Grund der Irrigoskopie mußte somit das Bestehen eines Hindernisses, und zwar wegen der beschriebenen Eindellung eines tumorartigen
Hindernisses angenommen werden. Der weitere Verlauf zeigte rasch
die Richtigkeit dieser Annahme. Am zweitnächsten Tage trat nämlich
einer der geschilderten Anfälle mit Blutung ein und Dr. Novak untersuchte aus diesem Anlasse neuerdings digital. Es konnte nun ein großer

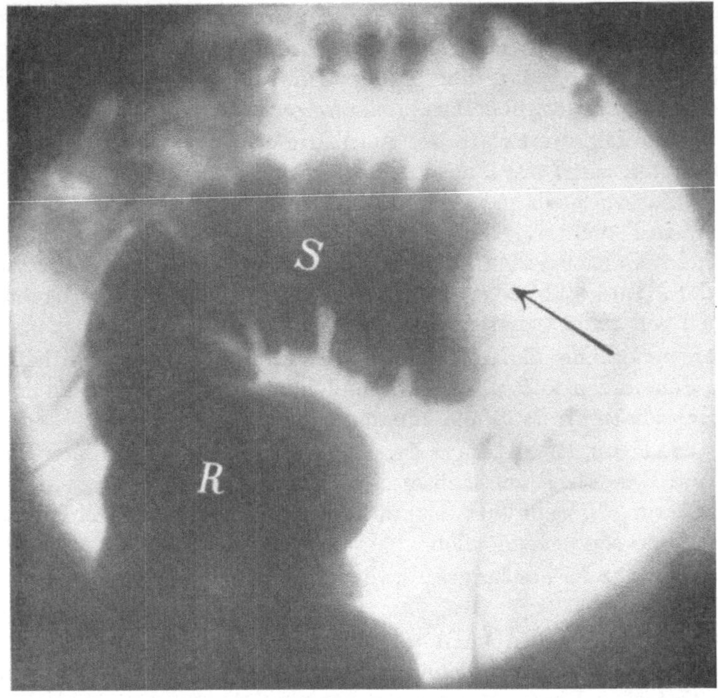

Abb. 100. Fall XXXIX. Tumor des Sigmas, Pfeil, (sich zeitweilig invaginierend).
R = Rectum, S = Sigma. Oberhalb des Einlaufshindernisses, per os produzierte
Wismutskybala.

Tumor getastet werden, der auch rektoskopisch leicht sichtbar war.
Bei einer nach zwei Tagen vorgenommenen neuerlichen Digitalunter-
suchung und Rektoskopie war aber der Tumor wiederum spurlos verschwunden. Man kam daher zu dem Schlusse, daß der Tumor zeitweilig
invaginiert werde und sich nach unten vorstülpe. Jedenfalls wurde
er durch die Irrigoskopie zum erstenmal aufgedeckt.

Fall XL. Anamnese: 50jähriger Mann. Schmerzen in der linken
Unterbauchgegend. Obstipation. Abmagerung.

Status: In der linken Unterbauchgegend ein Tumor palpabel.
Rektoskop: Ohne Befund.

Röntgenuntersuchung: Die Irrigoskopie (Abb. 101) ergibt ein
sich beträchtlich dilatierendes Rekto-Romanum am Übergang ins Descendens, aber ein unüberwindliches Hindernis, starken Schmerz, Stuhlzwang. Bei Wiederholung derselbe Befund. Das obere Füllungsende
ist ausgezackt. Im Colon descendens einige Wismutskybala von
einer tags vorher gereichten Kontrastmahlzeit. Zwischen diesem und
der Einlaufsmasse ein Füllungsdefekt mit der palpablen Resistenz koinzidierend.

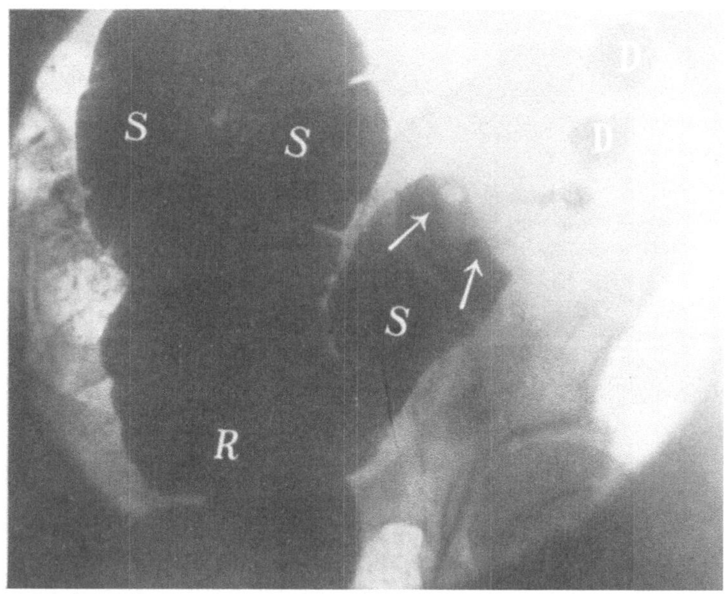

Abb. 101. Fall XL. Tumor des Sigmas. R = Rectum, S = Sigma, Pfeile =
Einlaufshindernis. D = Wismutknollen im Descendens per os produziert.

Der Röntgenbefund lautete somit auf Tumor des Sigma, am Über-
gange des Colon descendens.

Operation (Klinik v. Eiselsberg): Inoperabler Tumor des Sigma,
Ileorektostomie.

Fall XLI. Anamnese: Zirka 50 jähriger Mann klagt seit zirka
¾ Jahr über Verstopfung und Abmagerung.

Status: Am Abdomen nichts Besonderes zu bemerken. Rein
Meteorismus — kein Tumor palpabel.

Rektoskop: Nichts nachweisbar.

Röntgenuntersuchung: 24 Stunden vor der Applikation des
Kontrasteinlaufs erhielt Patient eine Riedermahlzeit. Diese ist einen

Tag später gänzlich ins Kolon übergetreten, so daß man am Trochoskop, auf welches Patient behufs Vornahme der Irrigoskopie zu liegen kommt, große Mengen wismuthaltigen Stuhls erkennen kann, die hauptsächlich das Colon descendens, und zwar in auffallend breiter Anordnung füllen (Abb. 102 a). Nun wird das Rohr eingeführt, und noch ehe der Irrigatorhahn geöffnet wurde, ist durch eine starke Kontraktion der ganze Wismutstuhl aus dem Colon descendens retrograd ins Colon ascendens verschoben worden (Abb. 102, b), um kurz darauf wieder ins Descendens zurückzufluten. Diese ungewöhnliche Erscheinung allein legte schon die Vermutung nahe, daß es sich um ein Hindernis handle, war sie doch kaum anders als im Sinne einer Stenosenperistaltik, wie wir sie im Kap. XX S. 122 beschrieben haben, zu erklären.

Der nachfolgende Einlauf bestätigte diese Annahme vollkommen (Abb. 103). Die Kontrastmasse floß in ein langes, parallel mit dem Querkolon laufendes Sigma, an dessen Übergang ins Descendens sich zwischen ihr und dem Wismutstuhlkontentum ein fingerbreiter, nicht überbrückbarer heller Spalt mit einer kleinen knopfförmigen Anschwellung etablierte. Allen palpatorischen Versuchen zum Trotz gelang eine Vereinigung des Einlaufschattens mit dem Stuhlschatten nicht. Da die Wiederholung der Untersuchung genau zu demselben Resultate führte, mußte röntgenologisch die Diagnose auf einen ganz kleinen ringförmigen Tumor gestellt werden, was durch die Operation auch bestätigt wurde.

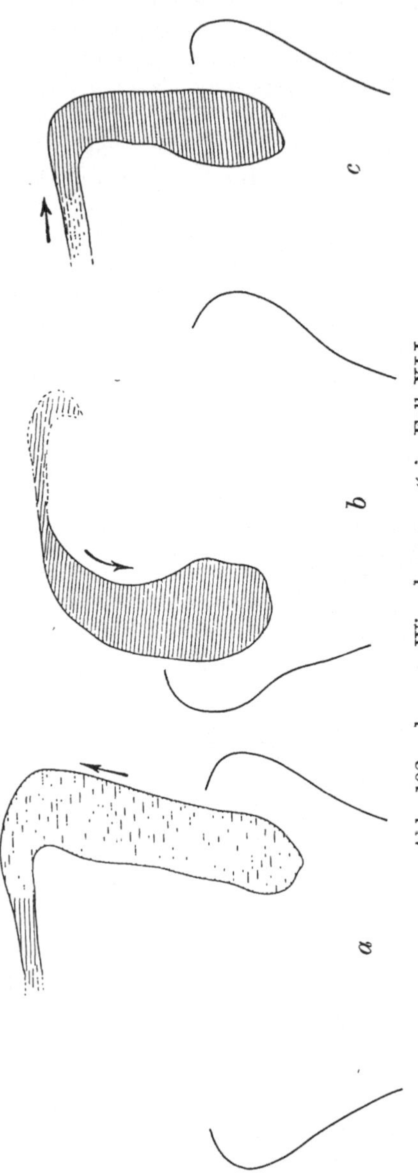

Abb. 102a, b, c. „Wiegebewegung" in Fall XLI.

Der Chirurg äußerte sich, es sei der kleinste Kolonkrebs gewesen, den er je exstirpiert habe.

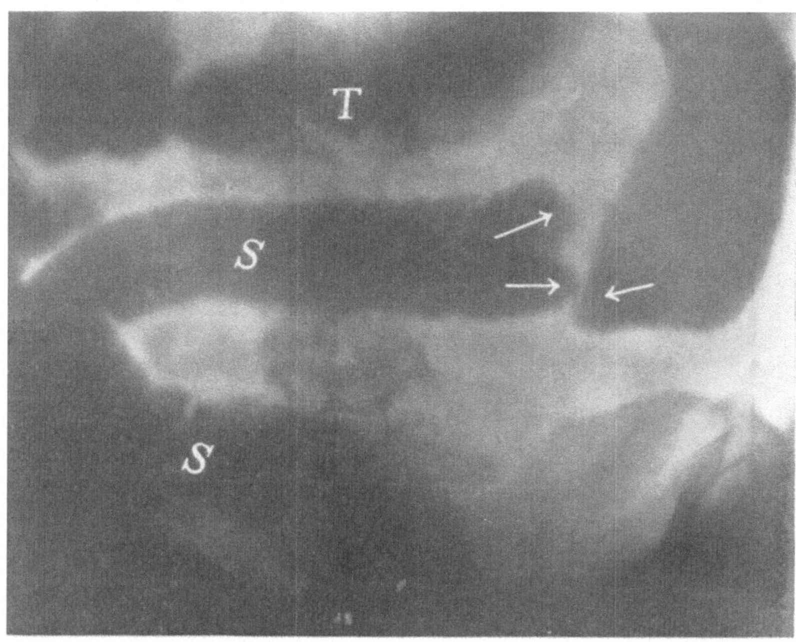

Abb. 103. Fall XLI. SS = Per Einlauf gefülltes Sigma bis zu dem von den Pfeilen eingefaßten hellen Spalt (Tumor). Jenseits des Spaltes Kontrastfüllung per os, T = Transversum.

Epikrise von Fall XXXVII—XLI.

Im Fall XXXVII und XL handelte es sich um Tumoren, die eigentlich schon am unteren Ende des Descendens gelegen zu bezeichnen sind. In beiden Fällen war die Geschwulst von außen palpabel, doch konnte die Zugehörigkeit der gefühlten Resistenz zum Kolon mit Sicherheit erst bei der Irrigoskopie festgestellt werden. Diese zeigte im Fall XXXVII einen länglichen, unregelmäßigen Füllungsdefekt mit der palpierten Geschwulst koinzidierend — einen Füllungsdefekt, der aber nicht zur retrograden Passagestörung führte. Im Fall XL war gleichfalls ein Füllungsdefekt am Orte der Resistenz sichtbar. Hier aber bestand typischer Ventilverschluß für den Einlauf.

Fall XXXVIII ist interessant durch die Länge des Füllungsdefektes einerseits, andererseits dadurch, daß die retrograde Passage in ihrem Verhalten wechselte. Einmal gelangte die Kontrastflüssigkeit am Tumor trotz dessen ungewöhnlicher Größe leicht vorbei. Das zweite Mal aber bestand unüberwindliche Okklusion.

Fall **XXXIX** ist instruktiv hauptsächlich für die Klinik. Röntgenologisch war ein Tumor hoch im Sigma durch Füllungsdefekt und Ventilstenose sichergestellt worden. Dieser Tumor war für gewöhnlich weder digital, noch rektoskopisch erreichbar. Zeitweilig aber wurde er durch Invaginierung so tief herabgedrückt, daß er für das Rektoskop ja selbst für den Finger zugänglich wurde. Solche Fälle können zu falschen Vorstellungen darüber führen, bis wie weit man sich durch das Rektoskop den Dickdarm zur Ansicht bringen kann. Ich habe schon früher

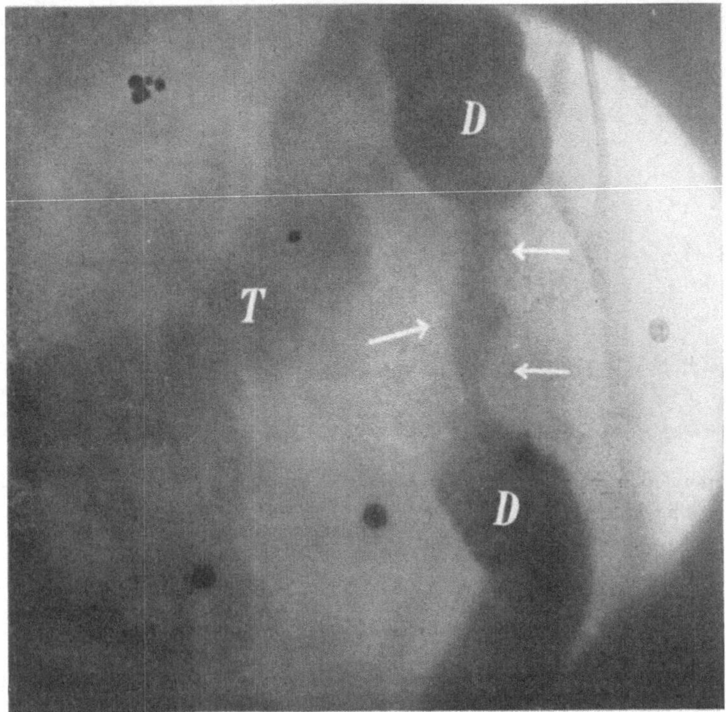

Abb. 104. Fall XLII. Tumor des Kolon descendens. D = unterer Teil des Descendens, D = oberer Teil des Descendens, Pfeile = Tumor, T = Transversum.

darauf hingewiesen. Nur durch den Zufall einer Invagination können Tumoren in den höheren Abschnitten der Flexur sich zur proktoskopischen Betrachtung einstellen. **Fall XLI** ist bemerkenswert durch die **Kleinheit des Tumors** und durch den fehlenden Palpationsbefund.

Der nächste Fall, den ich wiedergeben möchte, betrifft einen Tumor hoch im Colon descendens.

Fall **XLII**. 45 jährige Frau klagt seit längerer Zeit über Obstipation, Fieber und Schmerzen in der Gegend des linken Rippenbogens.

Status: Schlecht aussehende, fiebernde Frau. Nichts Sicheres palpabel. Blut im Stuhl nachweisbar.

Digital und Rektoskop: nichts ermittelbar.

Röntgenuntersuchung: Die Irrigoskopie ergibt ungehindertes Einfließen der Flüssigkeit bis ins obere Drittel des Colon descendens, dort unter heftigen Schmerzen ein Hindernis, das nach einiger Zeit überwunden wird. Aber nicht vollständig. Es bildet sich über eine Strecke von zirka 10 cm eine kanalartige, spindelige Einschnürung bis auf Kleinfingerdicke aus, während proximal von dieser dauernd verengt bleibenden Partie sich der Rest des Colon descendens und das Querkolon in normal breiter Ausdehnung füllen (Abb. 104).

Die Operation zeigte an dieser Stelle einen Tumor, wahrscheinlich Karzinom.

<h3 style="text-align:center">Epikrise.</h3>

Auch in diesem Falle ergab die Irrigoskopie einen sehr charakteristischen, nur durch einen mit Kraterbildung einhergehenden neoplasmatischen Prozeß erklärbaren Befund. Schenk, der (Fortschritte

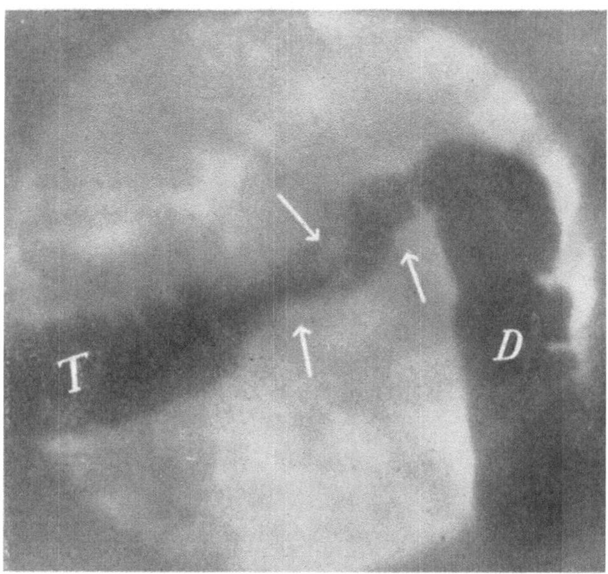

Abb. 105. Fall XLIII. Irrigoskopisch. T = Transversum, D = Descendens, Pfeile = Geschwulstlumen.

XII, 5) ein ganz ähnliches Bild publizierte, deutet die mittlere Verbreitung des Tumorkanals als „zentralen Zerfall der Geschwulst und ihren primären Ausgangspunkt".

Was die Anwendung des Spekulums anlangt, so wird niemand

der Meinung sein, bei so weit proximalem Sitz des Tumors noch etwas damit erreichen zu können. Hier stellt das Röntgenverfahren a priori die einzige Möglichkeit optischer Aufklärung dar.

Das gleiche gilt natürlich für die nun zu schildernden Tumoren des Querkolons.

Fall XLIII. Anamnese: 33 jähriger Mann ist seit zirka fünf Monaten an Schmerzen, die vom Rücken gegen die Seite zu ausstrahlen, erkrankt. Im Urin Blutfarbstoff. Daher Annahme einer

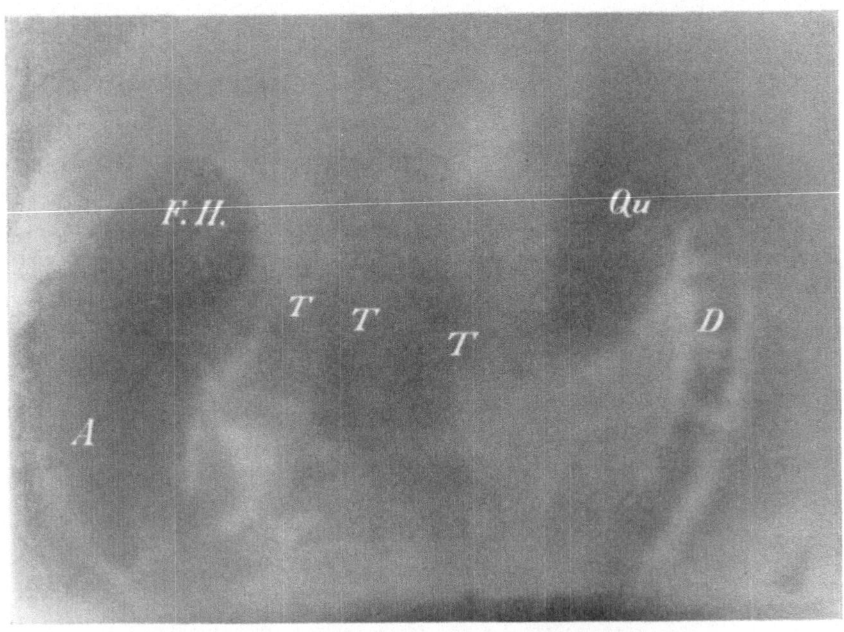

Abb. 105a. Irrigoskopisch, Fall XLIV. A = Ascendens, F.H. = Fl. hepatica T,T,T = Tumor, Qu = Querkolon, D = Descendens.

Nephrolithiasis. Röntgenuntersuchung der Nieren negativ. Zunehmende Blässe und Abmagerung, Diarrhöen. In den Stühlen wird jetzt massenhaft Blut entdeckt.

Status: Gut genährter, auffallend blasser Mann. Nichts palpabel.

Digital und Rektoskopie: Nihil.

Röntgenuntersuchung: Bei drei an verschiedenen Tagen vorgenommenen Irrigoskopien zeigt sich jedesmal, daß das Querkolon unmittelbar hinter der Flexura lienalis in einer Ausdehnung von 15 cm kanalartig verengt ist, wobei das Lumen in der Mitte der Länge des Kanals sich spindelig verbreitet. Da der Befund absolut konstant war, mußte die Diagnose auf einen zerfallenden, nicht stenosierenden Tumor des Querkolons gestellt werden (Abb. 105).

Ein retrogrades Passagehindernis für den Einlauf bestand ebensowenig, wie ein antrogrades (Diarrhöen).

Operation abgelehnt.

Exitus nach 3 Monaten an Blutungen.

Obduktion: Karzinom des Colon transversum nahe der flexura linealis. Beweglich, keine Metastasen.

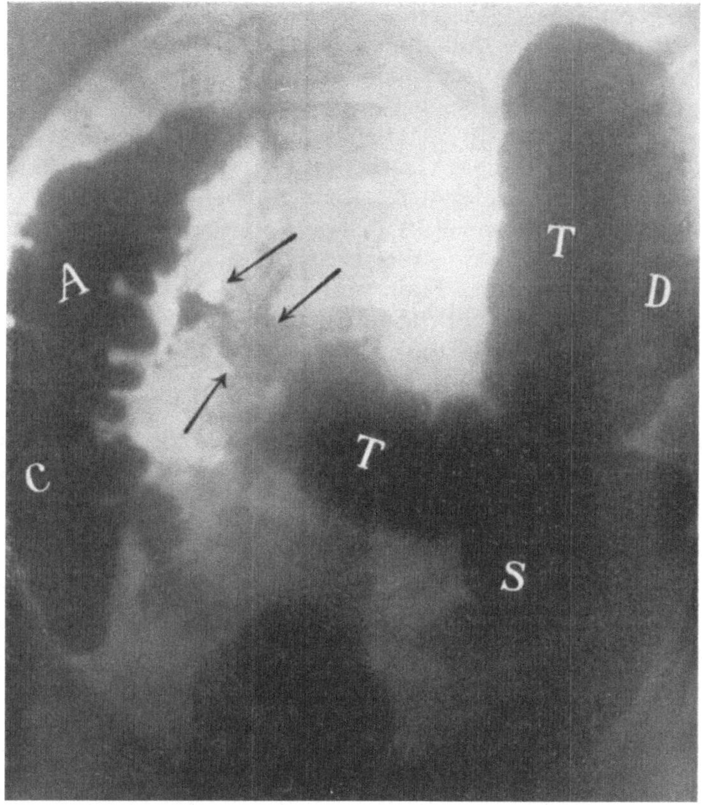

Abb. 106. Fall XLV. C = Coecum, A = Aszendens, Pfeile = Tumor der Flexura hepatica, S = Sigma, D = Deszendens, T = Transversum.

Fall XLIV. Anamnese: 66jähriger Mann, seit zwei Jahren abwechselnd Diarrhöen und fester Stuhl. In der letzten Zeit viermal täglich „dünne Stuhlspritzer", festere Bröckel enthaltend.

Status: Abgemagerter Mann, im Abdomen ein periumbilikaler verschieblicher Tumor palpabel. Im Stuhl Blut positiv.

Rektoskopisch: Schleim und Eiter (Kolitis!).

Röntgenuntersuchung: Die Irrigoskopie ergibt bei mehrmaliger Wiederholung zwar glatte Passage bis ins Coecum, doch stets im mittleren

Drittel des Transversums, entsprechend dem palpablen Tumor, einen ausgedehnten Füllungsdefekt, der nur ganz verwaschene, zarte Einlaufsspuren erkennen läßt. (Abb. 105a.)

Operation (Klinik Hochenegg): Mediane Laparatomie. Es wird ein großer, derber, aber beweglicher Tumor gefunden, der von der Mitte des Colon transversum ausgeht, nach oben im Ligamentum gastrocolicum bis zur Curvatura maior reicht, ohne mit dem Magen verwachsen zu sein; nach unten zu reicht der Tumor bis zur Radix mesenterii, mit der er fest zusammenhängt. Es wird reseziert von handtellerbreit jenseits das Tumors, das Colon transversum, Flexura hepatica, Colon ascendens und Coecum; deswegen weil, um den Tumor von der Radix mesenterii zu lösen, sowohl die Arteria colica media, als auch die Arteria colica dextra unterbunden werden müssen. Es wird hierauf eine Ileokolostomie latero-lateralis angelegt.

Fall XLV. Anamnese: 60jährige Frau. Seit zirka einem Jahre Verstopfung und Koliken. Abmagerung.

Status: Mittelkräftige Frau, am rechten Rippenbogen eine undeutliche Resistenz palpabel. Im Stuhl kein Blut.

Röntgenuntersuchung: Wismut per os genommen ist bis zum nächsten Tag erst bis an die Flexura hepatica gedrungen. Das Colon ascendens und Coecum erscheint zwar geräumig, doch nicht anders als bei einer Obstipation vom Ascendenstypus (Abb. 106). Ein kleines Wismutstuhlpartikelchen liegt isoliert im Beginn des Colon transversum. Die angeschlossene Irrigoskopie zeigt, daß die Kontrastflüssigkeit rasch ins Descendens und Transversum einfließt, jedoch zirka vier Querfinger vor der Flexura hepatica halt macht und durch keinerlei Manöver über diesen Punkt hinauszubringen ist. Zwischen dem per os erzeugten und dem durch die Einlaufsmasse hervorgerufenen Schatten bleibt aber ein heller Raum frei, der mit der diffusen Resistenz unter dem rechten Rippenbogen zusammenfällt.

Operation: Prim. Moscovitz Karzinom im Beginn des Colon transversum. Resektion.

Epikrise von Fall XLIII—XLV.

In den voranstehenden drei Fällen haben wir drei Karzinome des Querkolons im Röntgenbilde kennen gelernt. Bei zweien dieser Fälle bestand trotz ausgebreiteter Füllungsdefekte keine nennenswerte Okklusion. Insbesondere Fall XLIV ist in dieser Beziehung auffallend, wo der enorm große Tumor das ganze mittlere Drittel des Colon transversum wohl derart durchwuchert hatte, daß ein stabiler Füllungsschatten nicht zu erzielen war, trotzdem aber keine Stenose eintrat. Neben der Verringerung des Lumens muß auch dem Druck des schweren Tumors ein Anteil, an der Unfähigkeit des erkrankten Darmabschnittes mit Einlaufsflüssigkeit gefüllt zu bleiben, zugeschrieben werden. Speziell im Colon transversum genügt eine schon relativ geringe

Last, um auch bei normalem Lumen die eingegossenen Kontrastmassen
zu verdrängen. Bei Aszites z. B. finden wir das Querkolon nicht selten,
nachdem die Irrigationsschatten vorbeigezogen sind, wiederum schattenfrei. Begünstigt wird dies durch die physiologische Lordose der Lenden-
wirbelsäule, die pelottenartig von hintenher gegen das Colon transverum
vorspringt, so daß dessen mittlerer Abschnitt gleichsam einen Gipfel
darstellt, zu dessen beiden Seiten flüssiger Inhalt abzurinnen tendiert.
(Raumbeengung durch von außenher komprimierende Prozesse vermag

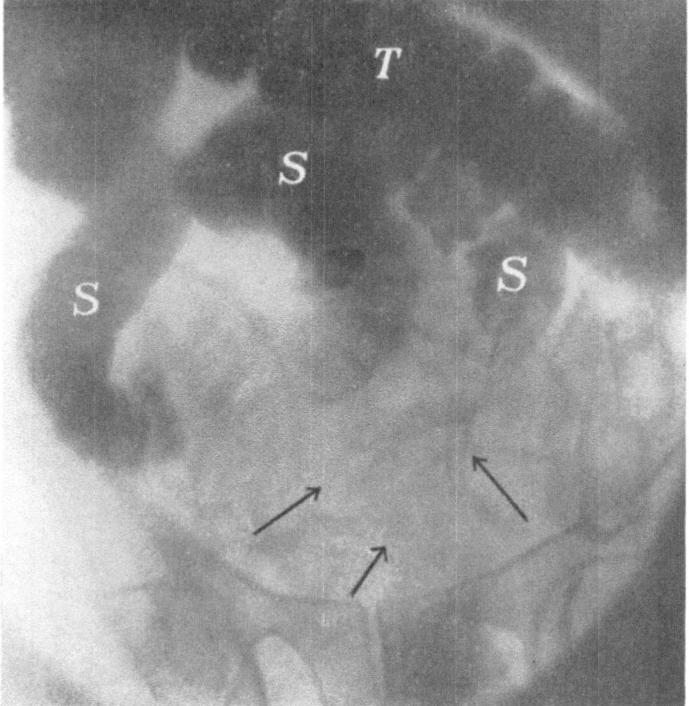

Abb. 107. Kompression des Rectums durch metastasierenden Prostatatumor.
(Pfeile.) S S = nach oben verlagertes Sigma, T = Transversum.

auch in anderen Abschnitten des Kolons Verhältnisse hervorzurufen,
die nach vollendeter Passage des Einlaufs (der nur auf geringen Widerstand stößt) die durchflossenen komprimierten Partien leer erscheinen
lassen. So zeigt z. B. Abb. 107 einen Fall, bei welchem ein regionär
metastasierender Prostatatumor Rectum und Ampulle so sehr zusammen-
gedrückt hatte, daß nach vollendetem Einlauf die genannten Darmpartien sich als leer repräsentierten. [NB. Das Sigma ist durch die Tumor-
massen hoch nach oben verlagert.])

Handelte es sich also im Fall XLIII und XLIV um Tumoren ohne Darmverschluß, so zeigte dagegen Fall XLV sowohl für die antrograde als retrograde Passage ein unüberwindliches Hindernis, und eine charakteristische Schattenaussparung zwischen oraler und analer Füllung.

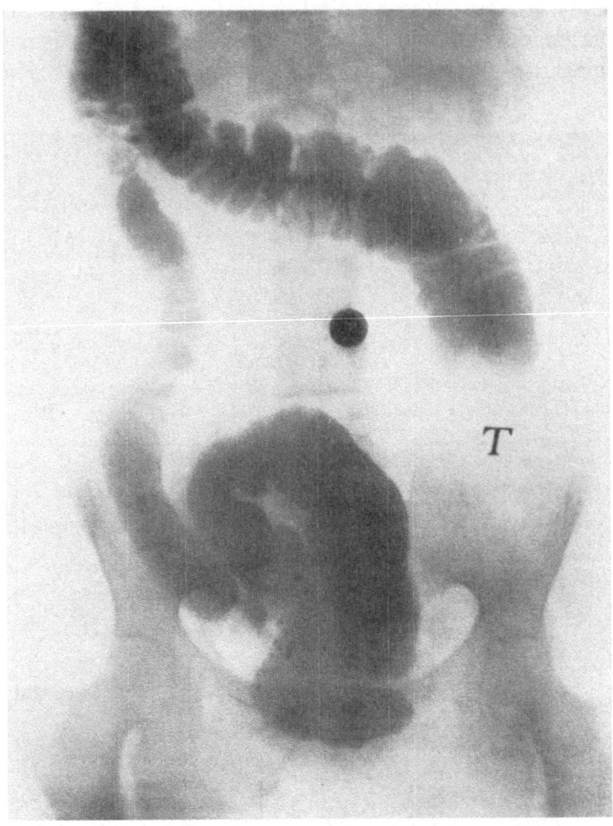

Abb. 108. (Von Pfahler.) Großer Tumor des Coecum-Ascendens per Einlauf als Füllungsdefekt nachgewiesen (T.). (Bild verkehrt reproduziert; das Coecum-Ascendens liegt links).

Wir hätten schließlich noch die Tumoren des Coecum-Ascendens zu besprechen. Ihr röntgenologisches Bild muß als Füllungsdefekt in dieser durch Einnahme der Wismutmahlzeit sonst immer homogen gefüllten Partie imponieren und dadurch bei fehlender Stenosierung große Ähnlichkeit mit dem Stierlinschen Befunde bei Ileocoecaltuberkulose gewinnen.

Treten aber Stenosenerscheinungen auf, dann bezieht sich die Stase natürlich nicht auf den Dickdarm, sondern aufs Ileum und erzeugt

die klinischen und röntgenologischen Symptome des Dünndarmileus. Per Einlauf können große Tumoren des Coecum-Ascendens
naturgemäß auch als Füllungsdefekte nachgewiesen werden. Vergl.
Abb. 108.

Nachwort.

Mit der Korrektur des vorliegenden Buches beschäftigt, fiel mir
ein Aufsatz von Nassauer (Münchn. med. Wochenschr. Nr. 51, 1912,
S. 2845 u. 2846: „Die Hohe Schule für Ärzte und Patienten, XVIII")
in die Hände. Der Arzt Dr. Hellmann kommt müde des Abends
nach Hause und spricht sich mit seiner Frau über so manches aus, was
ihm am Herzen liegt. Wer dieses Gespräch lesen wird, wird es nicht
ohne tiefe Bewegung wieder weglegen. Mir persönlich machten die
folgenden Sätze tiefen Eindruck: „Dann sagte er (Dr. Hellmann):
„Pessimistisch macht uns Ärzte am Krankenbette eben der Fortschritt
in der Diagnosestellung. Warum liefern sie uns aus den medizinischen
Instituten nicht auch neue und gute Heilmittel. Wir wollen doch
unseren Kranken Heilung bringen. Alles andere ist ihnen gleichgültig.
Was haben sie von einer schönen Diagnose?"
Ich muß zugeben, daß für einen Moment lang mir das Ziel, das
ich in diesen Blättern angestrebt habe, nichtig, mein Beginnen über-
flüssig vorkam. Der Gedanke an all die Unglücklichen, die wir trotz
aller verfeinerten diagnostischen Methoden täglich weiter leiden und
zugrunde gehen lassen müssen, stieg in mir auf. Aber inmitten solcher
trostloser Vorstellungen wurden mir allmählich doch auch Erinnerungen
lebendig, wo durch die Anwendung der modernen Untersuchungs-
methodik der und jener Fall einer rechtzeitigen Operation zugeführt —, ein anderer vor einer überflüssigen bewahrt wurde. Und
bei längerem Nachdenken wollten mir die traurigen Worte Dr.
Hellmanns immer weniger einleuchten. Klares Sehen ist schließlich doch die Grundbedingung ärztlichen Handelns und jedes Verfahren, das dieses Klarsehen des Arztes fördert, kommt — wer weiß
wann und auf welchen Umwegen — den Kranken zugute. Für heute
gilt nicht weniger als für vergangene Zeiten das alte Wort, das unser
unvergeßlicher Lehrer Nothnagel uns immer eingeprägt hatte: Qui
bene diagnoscit, bene curabit.